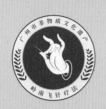

岭南飞针疗法

头皮针

秦敏 主编

SPM 南方出版传媒

广东科技出版社 | 全国优秀出版社

·广州·

图书在版编目（CIP）数据

岭南飞针疗法：头皮针／秦敏主编. —广州：广东科技
出版社，2020.2
ISBN 978-7-5359-7386-3

Ⅰ.①岭… Ⅱ.①秦… Ⅲ.①针刺疗法 Ⅳ.①R245.3

中国版本图书馆CIP数据核字（2020）第010167号

岭南飞针疗法——头皮针

Lingnan Feizhen Liaofa——Toupizhen

出 版 人：朱文清
责任编辑：李 芹 李 旻
装帧设计：友间设计
责任校对：李云柯
责任印制：彭海波
出版发行：广东科技出版社
　　　　　（广州市环市东路水荫路11号　邮政编码：510075）
销售热线：020-37592148／37607413
http：//www.gdstp.com.cn
E-mail：gdkjzbb@gdstp.com.cn（编务室）
经　　销：广东新华发行集团股份有限公司
印　　刷：广州市彩源印刷有限公司
　　　　　（广州市黄埔区百合三路8号201栋　邮政编码：510700）
规　　格：787mm×1 092mm　1/16　印张11 字数220千
版　　次：2020年2月第1版
　　　　　2020年2月第1次印刷
定　　价：68.00元

岭南飞针疗法
头皮针

主　　编　秦　敏

副 主 编　潘　杰　李　敏

编　　委　田伟平　梁峻铨　傅雨薇

熊金花　刘芬芳　郭丽君

李晓晖　吴学玉　秦荸婷

曾科学　蔡伟彬　苏利梅

刘　洋　沈　力　张媛媛

李丽川

扫一扫，了解岭南飞针疗法

扫一扫，了解秦氏飞针术

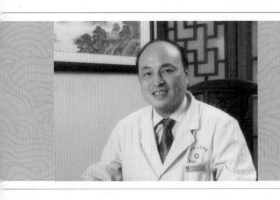

作者简介
Author's Brief Introduction

　　秦敏　广东省第二中医院针灸康复科三病区区长，主任中医师，教授，硕士研究生导师。广州市中医临床优秀人才，师承广东省名中医张家维教授；全国第四批名老中医学术经验继承人，师承广东省名中医卢桂梅教授；广州市非物质文化遗产"岭南飞针疗法"的传承人，广州市中医药学会针灸专业委员会委员；国家中医药管理局中医药文化科普巡讲团首席专家。1988年毕业于广州中医药大学，从事中医内科、针灸康复科临床、教学、科研工作近30年，传承并发展广州市非物质文化遗产"岭南飞针疗法"，擅长中药及针灸结合治疗脑病、小儿脑瘫、顽固性失眠等各种奇难杂症，并精通养生八段锦、吴式太极拳，在传统中医养生保健、亚健康疾病预防等方面有独特的见解及方法。是省市电台、电视台《名医热线》《名医面对面》等专栏节目的特约专家。曾获1998年"广州市十大青年岗位能手"；独创"鼻吸药氧治疗心脑血管疾病"获1999年度"广州青年小五发明科技创新奖"。主持和参与多项国家级、省级科研课题；在国家级及省级医学杂志发表论文20余篇，并出版专著《针灸整体论初探》；作为中医药文化推广者，由卫生部及文化部公派至美国、俄罗斯、澳大利亚等国家推广中医药文化，多次到新加坡、马来西亚、加拿大等国家进行针灸交流。是广东省第二中医院中医适应技术培训专家，曾在上海、宁夏、龙门等省内外数十家基层医院进行"岭南飞针疗法"及"秦氏针灸整体疗法"的技术推广工作。

自 序
Preface

　　鄙人秦氏，家父赐名"敏"字，望我敏而好学、善于思辨、跳脱陈规。一朝入于医道，习得针灸之术，起誓以精诚致学为信仰，以普救含灵为己任。初识飞针是1985年，我跟从广东省中医院的陈全新老师学习"三指飞针"。1994年，我在北京中医医院进修，看到牛永杰老师用头皮针治疗疾病，实属妙哉，从那以后，我便与头皮针结缘，开始摸索头皮针治病的门道。2005年，广州市政府举办了第一届临床优秀人才选拔，我有幸入选，也因此遇到了于我有知遇之恩的导师——张家维教授。正式拜师后，我跟随恩师3年，系统学习岭南飞针，传统飞针多用于四肢，偶可见用于躯干，但未见用于头部，因头部皮肤肌肉浅薄，帽状腱膜致密，非指力淳厚之辈难以飞针入穴，恩师则另辟蹊径，以深厚娴熟的"双指飞针"进针头部。跟师期满后，我总结恩师经验，以《张家维教授头针经验总结》作为毕业论文，顺利完成3年师承学习。

　　恩师不愧为精诚大医，将其飞针之术倾囊相授，并时常告诫我，不可数典忘祖，中医治学当溯本求源，要将中医传统传承下去，让它发扬光大。时光如白驹过隙，恩师一言已有十载春秋，如今恩师已超然仙逝，然恩师之言仍常萦耳畔，为不负师门使命、弘扬中医传统，我立于前人臂膀之上，将自身行医30余载的粗陋之见融入经典，结合临床，古为今用，继承岭南飞针之精髓，将其发展为"岭南飞针疗法"。此法由头部飞针、腹部飞针、背部飞针这三大飞针系列构成，本书主要介绍头部飞针。

　　头是人体气血汇聚的重要器官，为诸阳之会，刺激头部相应的区域可调整全身阴阳，疏通经络。我根据整体理论和经络学说将头部分为阳明、少阳、厥阴、太阳四个治疗区，分别对应现代解剖学概念中的额叶、颞叶、顶叶、枕叶。与传统头皮针相比，岭南头皮针强化了各区域的功能主治，加强区域间联系，配合飞针手法，既能减轻痛苦，又可催针得气。

　　头皮针不仅可用于治疗头部疾病，也可用于全身其他部位疾病的治疗。受到《黄帝内经》"下病上治"及"整体观念"的启发，我开始探索用头皮针治疗全身疾病。在头脑神志等疾病治疗中，我以头皮针为主，辅以对症取穴；在四肢躯干疾病的治疗中，我在传统针刺选穴的基础上，辨证加入头皮针的治疗，卓有成效。《黄帝内经》云："圣人不治已病治未病，不治已乱治未乱。"从未病先防，到既病防变，头皮针既有预防保健之功，亦有针到病除之效，因此适用于疾病的各个阶段。

　　我专注于头皮针治疗20年余，积累了近5万人次的治疗经验，发现头皮针在小儿脑瘫、焦虑、失眠等疾病的治疗中疗效最为显著，此类疾病在中医领域皆可归属神志病，现代医学治疗手段单一，多以药物控制，但药物的依赖性与副作用对人体健康不利，且疗效甚微。岭南头皮针具有操作简便、绿色环保、价格低廉、安全有效等优点，可谓是患者及其家庭的福音。如今，岭南头皮针就似一块强有力的磁体，吸引着全国各地的中医学者。作为中医药文化传承者，肩负振兴中华传统医学的重任，我曾多次前往美国、俄罗斯、智利、阿根廷、新加坡等国家，传授岭南头皮针相关知识，获得了国内外同僚及患者的广泛关注。

　　近年来，祖国医学发展如火如荼，中医药文化发展得到了国家的大力支持，也备受百姓关注。承蒙广州市政府支持，"岭南飞针疗法"已被列为广州市非物质文化遗产，它的继承是众望所归，它的发展是大势所趋。目前岭南头皮针的治疗机制还有待进一步完善，故著此拙作将此术介绍给同仁及广大群众，望有志之士不吝赐教，共同探索、开拓岭南头皮针的新天地，使祖国瑰宝得以延续。

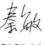

2020.01

目录
Contents

2

第一章

头皮针的起源、发展及原理

第一节 头皮针的起源和发展

头皮针疗法也称为头针疗法，是通过刺激头部发际区域的特定部位治疗疾病的一种疗法。该疗法起源于传统针刺手法，在继承针灸学理论的基础上，结合现代解剖学、神经生理学、生物全息论总结而形成的一种微刺系统方法。

《素问·脉要精微论》认为"头者，精明之府"，《五脏·海论》也说"脑为髓之海"，在《灵枢·邪气脏腑病形》也有记载："十二经脉，三百六十五络，其血气皆上于面而走空窍。"说明古人已初步认识到头的重要性。王清任更是在《医林改错》中写道："两耳通脑，所叫之声归脑；两目系如线长于脑，所见之物归脑；鼻通于脑，所闻香臭归于脑；小儿周岁脑渐生；舌能言一二字。"进一步阐明脑有主听、视、嗅、言等功能。

头针疗法这一专业术语形成于近30年，但古代医书中多有记载取用头部腧穴治疗疾病。《黄帝内经》作为中医经络学说标志性的著作，《素问·骨空论》就曾记载："头痛，身重，恶寒，治在风府。"《灵枢·五乱》也有："乱于头，则为厥逆，头重眩仆……气在于头者，取之天柱、大杼。"而后世医家更是在实践中不断总结经验，扩大了头部腧穴治疗疾病的范围，丰富了其操作的实践基础。晋代《针灸甲乙经》中多用单个头部腧穴治疗疾病，如神经类疾病，"痓，脊强，反折，瘈疭，癫疾，头重，五处主之""癫疾，大瘦，脑空主之"；如泌尿系统疾病，"小便赤黄，完骨主之"；如眼部疾病，"青盲，远视不明，承光主治"；如内分泌统疾病，"诸瘿，灸风池百壮"等。唐代《备急千金要方》则记载多个穴位联合治疗疾病，如"风池、脑户、玉枕、风府、上星，主目痛不能视""上星、囟会、前顶、脑户、风池，主面赤肿"等。宋代《针灸资生经》中记载"上星、百会、囟会、承光，治鼻塞不闻香臭""囟会、前顶、本神、天柱，主小儿惊痫"等。明代《针灸大成》有"脑泻，鼻中鼻涕出，曲差、上星""脊反折，哑门、风府"等；元代《卫生宝鉴》记载"风伤项急，始求于风府；头晕目眩，要觅于风池；……眵（目蔑）冷泪，临泣尤准"等。说明古代对针刺头部腧穴治疗疾病有一定的认识，但仅限于实践经验，纵观各医书记载，多是治疗神志病及五官病，治疗病种有限，且缺乏选穴理论，难以自成体系。

头针疗法作为一门独立学科，起源于20世纪50年代末，直到20世纪70年代后才被临床工作者正式提出，并进入真正发展期。具有代表性的有山西焦顺发（焦氏）头皮针、陕西方云鹏（方氏）头皮针、北京朱明清（朱氏）头皮针、上海汤颂延（汤氏）头皮针、上海林学检（林氏）头皮针、南京张鸣九（张氏）头皮针、广州刘柄权（刘氏）八卦头皮针。为了规范头皮针的针刺部位，推广其应用及促进国际学术交流，1983年中国针灸学会在传统针刺理论的基础上，以分区域定位，循经脉选穴，以针刺方法为原则拟定了《中国头皮针施术部位标准化方案》，并于1984年6月通过了世界卫生组织西太平洋区穴名工作会议，正式定名为《头皮针穴名国际标准化方案》。该方案确立了头皮的4个分区（额区、顶区、颞区和枕区），14条标准线（额中线、额旁1线、额旁2线、额旁3线、顶中线、顶颞前斜线、顶颞后斜线、顶旁1线、顶旁2线、颞前线、颞后线、枕上正中线、枕上旁线、枕下旁线）。此后头针疗法被广泛应用于内科、外科、妇科、儿科、五官科、皮肤科等多个学科，并取得了良好的效果。

第二节 头皮针原理

一、经络学说

经络学说与脏象学说紧密结合，是指导中医针灸治疗的主要理论基础。经络学说主要表述经络系统的构成及其生理病理变化。人体的经络系统，包括十二经脉、十二经别、十二经筋、十二皮部、十五络脉、奇经八脉等，是人体气血运行的通路，其内属于脏腑，外布于全身，将各部组织、器官联结成一个有机整体，主要有运行气血、营养全身的生理作用，同时可以反映机体内在异常变化，是沟通人体内外上下的通道和网络系统。病邪的侵袭以经络为途径，而用针灸的方法来刺激经络腧穴，则可祛邪扶正、治疗疾病。头针疗法就是用针刺刺激头部分布的经络腧穴，来调节气血运行和脏腑功能状态的治疗方法。根据经络系统原理来确定头皮针刺激部位（穴、线、区、带），指导头皮针临床处方，是头皮针疗法的基础。

人们在实践中，早已发现经络与头部有密切关系。如《灵枢经》说："十二经脉，三百六十五络，其血气皆上于面而走孔窍。"《难经》说："头者，诸阳之会也。"《针灸大成》也说："首为诸阳之会，面脉之宗……皆归于头。"从中医学经典著作中对十二经脉的记载，可以看出手足三阳经，均直接与头部有联系；而三阴经的经脉，虽不完全上行头面，但通过阴阳经的表里关系，同样作用于头部。此外，奇经八脉于头部之关系亦十分密切，阳跷脉、阳维脉均上行于头部，督脉和任脉的循行均起于会阴部，分别沿脊、腹正中线上行头部，在龈交穴相会。督脉总督一身之阳，任脉总任一身之阴。总之，"头者，身之元首，人神之所治，气之精明""三百六十五络皆归于头，头者，诸阳之会也"。因为"脑为髓之海，真气之所聚""其输上在于其盖，下在风府"，诸脉皆通于脑，其气又止于脑，所以，针刺的作用首先是直接通调髓海之精气，泻其有余，补其不足，平衡阴阳，恢复神气。所以古人早就强调了"凡刺之真，必先治神"。

针刺头穴产生的针感反应，具有循经络的一定路线，向躯干、四肢传导的特点。临床中，经常碰到这种病例：针刺后出现发热、发冷、流汗、抽搐等针感，常常是从头向下扩散，大都从颈部才开始明显。针感传播的速度、性质、程度、方向及其伴随现象，似乎与针刺部位、手法、针向、病理状态及个人体质等因素相关。针感一般较体针为宽，到末端时，放散为面，或较宽形式，针感具有"气达病所"现象和"气至而有效"的作用性质。感传速度差异较大，有的在几秒钟内可以由头至足走完全程，有的则需在不断行针下，才能缓慢递接下行；有的大致按照经脉循行路线呈带条状；有的则游窜多经络，或出现新"径路"。除感觉反应及皮肤其他反应外，部分病例还出现了运动性反应。如在治疗偏瘫、小儿麻痹过程中，在伴随有感传反应的同时，还见到有节律性肌肉抽搐、肢体颤动等不自主运动现象，这可能是恢复过程中的一种反应。对于头皮针这些"经络现象"的看法，有的认为是中枢神经系统的一种特殊机能在体表投射的结果，就是说，大脑皮层内可能存在一些"经络"的反应系统。这类系统，不仅与脑内其他中枢及类似系统发生联系，主要是还有传导反应的规律。"经络现象"的实质过程在中枢而不在体表，是一种特殊的循行性立体反射。有人认为是某种能量（如电、磁等）的传播，还有人认为是一种多系统、多功能的综合生理现象。

实践发现：头穴既是一个作用点，也是一个反应点。分辨穴位压痛和观察穴位形态变化，可以帮助确诊疾病。针刺某个穴位，可以作用于某个脏器，说明穴位与脏腑及身体各部位有着特异性的联系。一些头皮针穴位的排列组合，便构成代表部位、脏器、经络、穴位等象形的区域，最后汇成为一个人体的缩形图。"伏象"和"伏脏"穴区的布局形式即是如此。虽然，这种体象穴区要比本体人形微小得多，但它却完全包括了全身的经络和经穴。单独使用，基本上能够代替体针治病。同时仿体治疗也非常有效，如上病下取、左病右取、循经取穴、相应取穴等方法的治疗效果，就足以证明。按照头为百脉之会的理论，根据头部这些微体穴区的作用传导及分布，它很可能是全身经络在头部相互联系的总枢纽（或叫总经络），这个微小经络的总枢纽出现的感传现象，对脑的作用及其取穴规律等都是证明它自身特点的几个重要侧面。

二、神经学说

神经系统分为躯体神经（脑、脊等中枢神经和周围）和自主神经（交感神经和副交感神经）两大部分，而头针刺激区的取定，头针临床处方和治疗技术的选择，都可以用神经系统原理（尤其是大脑皮质功能定位原理）来阐明。

（一）大脑皮质功能定位

在头针疗法的各大流派中，山西焦氏的头皮针是根据神经系统原理来取定刺激部位的，焦氏将这些刺激部位称为运动区、感觉区、运用区等，认为大脑皮质功能定位对应头皮区即是头针刺激区，可以相应治疗由该部大脑皮质受损所导致的疾病和症状。如运动区对应大脑皮质的中央前回，是对侧肢体的运动中枢，可用以治疗因大脑中动脉出血或缺血所致的肢体运动障碍；感觉区对应于大脑皮质的中央后回，是对侧肢体的感觉中枢，则可用治该部位病损引起的对侧肢体感觉障碍，如疼痛、麻木等。根据大脑皮质功能定位原理来取定头针刺激区，在临床实践中已得到证实。

（二）神经生理学原理

根据大脑皮质功能定位来取定相应的头针刺激区，这种方法通过临床实践基本是可行的。但是，这种方法只把大脑皮质功能定位对应的头皮区作为针刺刺激部位，不甚符合大脑皮质各功能区之间相互联系和协作的神经生理学原理。根据神经生理学原理，中枢性瘫痪不仅与产生定位症状的皮质区（如中央前回）有关，还与不产生定位症状的皮质受损区（如额上、中、下回的前部，颞上、中、下回的后部）有关。因此，在头针治疗时，不仅要取运动区，还要取额前部和颞后部的头皮对应区，即额五针、颞三针。

现代神经生理学研究证明，大脑皮质各功能区域内血流量的变化能反映出这些区域功能活动的变化情况。借助一种放射性核素，能将脑血流量的变化用图形显示出来，从而使人们了解到大脑皮层各区域功能的变化。根据脑功能与血流的关系，可以选择能激活大脑皮质各区域血

岭南飞针疗法 头皮针

流量，并促进血流量增加的相应部位，进行头针针刺治疗。如手指的运动，不仅激活了大脑皮质管理手指的运动区和感觉区，而且也激活了运动前区的大脑皮质。因此，手部和手指的运动障碍的针刺治疗，不仅要取运动区和感觉区的下2/5，还要选用运动前区（包括附近运动区）等。

过去已知运动前区发生病变将引起痉挛性肌张力增高和强握，根据脑功能和血流相关的原理，运动前区还参与连续运动作业的设计，而附加运动区则负责机体动态运动程序的编制。所以，几乎所有机体的随意运动，都能激活附近运动区和它周围的运动前区的血流量，并促进其增加。因此，不管机体任何器官发生功能障碍时，除针刺有关的头皮对应区以外，还要选择附近运动区和运动前区等。

同时，在进针以后采取长期留针而不捻转的操作，并嘱患者在留针期间随意活动，可以使各种传入的神经冲动不断地到达大脑皮质，大脑皮质在头针刺激下对各种传入的神经冲动提高了敏感性，同时又发出相应的运动冲动。用这种方法进行头针治疗，有利于神经功能的不断恢复和巩固，比单纯强刺激捻转，更符合神经反射弧的生理学原理。从临床实践来看，根据神经生理学原理来取定头针刺激区，对某些中枢神经系统疾病的治疗有更加显著的疗效。

三、生物全息学说

生物全息律是山东大学哲学系张颖清教授在第二掌骨诊疗法和穴位全息律的基础上所提出的理论。生物全息律的基本思想就是全息思想。从《黄帝内经》以来就存在着全息思想。中医的全息思想认为，部分可以反映整体各部分的信息，通过部分又可以治疗整体各部分的疾病。如"头为诸阳之会""诸经皆归于脑""耳者，宗脉之聚也"等。中医的望诊、舌诊、脉诊无一不是全息思想的体现。很巧的是陕西方云鹏的方氏头皮针及上海汤颂延的汤氏头皮针都认为在头顶有一个人体缩影，这与生物全息律的思想是不谋而合的。因此，生物全息学说也成为解释头皮针各穴区的定位和功能主治的重要理论基础之一。

（一）生物全息律

穴位是与对应部位在生理学和病理学上相关的位点，通过针灸和其他刺激方法，可以治疗对应部位（躯干、四肢、内脏）的疾病。张颖清教授在1973年发现了人的第二掌骨侧有一组有序的穴位群，并在后来发现了穴位全息律。他揭示出人体任一长骨节肢或其他较大的相对独立的部分上的穴位，如果以其对应的整体上的部位的名称来命名，则穴位排布的结果使每一节肢或其他相对独立的部分恰好像整个人体的缩小，并且，每两个生长轴线连续的节肢或每两个较大的相对独立的部分，总是对立的两极连在一起的。从张颖清教授给出的第二掌骨侧全息穴位群详图（图1），我们可以直观地看出人的第二掌骨节肢、桡尺骨节肢、肱骨节肢、股骨节肢等都像缩小了的人体：整体上有头，这些部分上有头穴，整体上有胃，这些部分上有胃穴，如此等等，并且穴位的排列顺序与整体上的对应部位或器官的分布顺序相同。第二掌骨等节肢系统不但含有整体上的形态学信息，还含有整体上器官或部位的病理学信息，即当整体上的部位或器官有病时，这些节肢系统上的对应穴位就表现为痛阈降低，按压这些穴位时，对应的穴位就出现压痛反应。利用第二掌骨等节肢系统的全息穴来诊断和治疗整体上各器官或部位的疾病的方法就是生物全息诊疗法。张颖清教授和国内外许多医生的临床病例证实，生物全息诊疗法用于200多种疾病的诊断准确率和治疗有效率都在90%以上。

在第二掌骨侧全息穴位的基础上，20世纪80年代，张颖清教授又在研究了大量的生物现象和生物学事实的基础上，发现了生物体中普遍存在的介于细胞与整体之间的结构和功能单位，提出了全息胚的概念，创立了全息胚学说，并以此为中心创立了全息生物学。全息胚学说与细胞学说之间是包含关系。全息胚学说认为，全息胚是作为生物体组成部分的处于某个发育阶段的特化的胚胎，一个生物体由处于不同发育阶段和具有不同特性的多重全息胚组成。

在生物体中，整体是发育程度最高的全息胚，细胞是发育程度最低的全息胚，真正的胚胎是全息胚的特例，而一般的全息胚是生物体上结构和功能与周围有相对明确边界的相对独立的部分，全息胚内部又有结构和功能的相对完整性。全息胚几乎随处可见，如一片树叶，一颗土豆，一根玉米，人的一侧耳郭，第二掌骨节肢等。其中高一级的全息胚中又包含有低一级的全息胚，一级套一级。大量的全息生物现象告诉我们，生物体的整体由部分组成，部分在结构和组成上与整体相似，含有整体的全部信息（简称全息）。这些信息可能表现于不同的方面，已经发现的表现于形态学、病理学、生理学、生物化学和遗传学方面的事例很多，所有的部分中含有整体信息的事例都在事实上支持着全息胚学说。

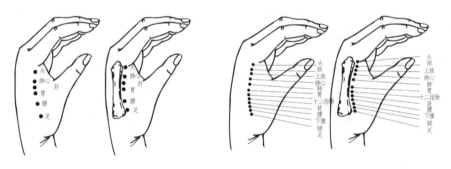

图1　第二掌骨侧全息穴位群详图

全息胚在较高的发育阶段上，能够表现出全息胚之间形态相似或全息胚成为"整体缩影"式的形态全息现象。在人体，躯干上有头、一对上肢和一对下肢共5个分支，对应在手和脚这些小的部分也有5个分支，即5个手指和5个脚趾。对于体表遍布斑纹的动物，主体和各第1级全息胚的斑纹数大致相等，如斑马的躯干上有9条斑纹，其头、颈、两前肢的各节肢，两后肢的各节肢都大致有9条斑纹，只是斑纹的疏密程度有差异。

全息生物学中"全息"的内涵是非常丰富的，受到数学的分维概念和光学的全息概念影响，借助其中的某些观点来观察及认识生物体和生物现象，可以产生新的认识，形成新的生物观。不仅如此，在全息胚学说指导下众多的全息生物技术已经为我们展示了广阔的应用前景，例如在园艺学上根据植物的形态特征重建整体的形态，得到人们所需要的新性状或强化某种新性状；在医学上根据全息胚与整体间的全息对应关系，对人体的许多疾病作诊断和治疗；在农学上根据作物各个部位与整体之间的全息对应关系进行全息定域选种；在药学上根据药用植物整体与各部分间的全息对应关系来确定药用部位，以便扩大药用资源的范围，或指导有效药用成分的提取等。

全息论等无论是理论或是假说，其影响在于使国内外科学家重新认识中国传统医学和中国哲学中蕴含的极为丰富的系统思维。20世纪中叶到21世纪初，西方科学界的分析还原传统已经因为系统思维模式的发展而导致科学视野的图景发生了根本变革。在西文原著中有不少描述中国文化、哲学、科技、体制和艺术等对西方近现代化影响的资料，作为中医学者，我们也应当积极挖掘传统中的宝藏并使之现代化而成为现代全球文明创新的源泉。

（二）各大流派头皮针体系的生物全息律思想

中医学整体观认为，人体局部可以反映整体各部分的信息，通过局部又可以治疗整体各部位的疾病。中医的望诊和脉诊，是整体观理论在诊断方面的应用；而针灸疗法可以下病上取、内病外取，四肢末端腧穴可以治疗头、胸、腹、背疾病，又正是整体观理论在治疗方面的应用。这都说明了中医整体观理论本身就孕育和反映了生物全息律。焦顺发头皮针体系、方云鹏头皮针体系、汤颂延头皮针体系、朱明清头皮针体系等，正是在中国传统文化的整体观思想影响下，采用针刺疗法，在原有经络穴位的基础上，结合现代科学技术，逐步形成的新兴边缘科学。

焦顺发头皮针在头皮上确定了14个刺激区，其多数治疗区与国际标准治疗线类似。较有特色的血管舒缩区是一个头向顶中线，足向两侧下垂的全息穴区；足运感区则是运动区感觉区两个全息穴群的足端。

方云鹏认为，头部存在未被经络学说和神经学说包括的穴区，提出"伏象"和"伏脏"学说。"伏象"是指头顶部的穴区形似伏于冠状缝、矢状缝和人字缝上的人形自然缩影，从前到后依次为头颈部、上肢、躯干和下肢。这实际上就是一个头朝前、足朝后的全息胚。"伏脏"是横伏于前额发际部的左右对称的人体缩影图，是额区全息穴位的体现。

朱明清以督脉为中线，百会穴为中点，将头皮分为9个治疗带。其额顶带自前往后分别对应于人体的头颈、上焦、中焦、下焦；顶枕带各段则分别对应于人体的项、背、腰，即脊椎各节段；其额旁带则吸取了方氏头皮针伏脏学说的全息思想；它的顶结前带和顶结后带分别治疗臀髋部病症和肩胛部病症，是顶枕带两侧头皮上头朝后、足朝前的全息穴区。

根据中医藏象学说，汤颂延认为在人体的额部和头部发迹区存在着全身的缩影，在临床相应的分区，可以治疗全身的疾病。该体系是以"阴阳点"为中心加以划定的。"阴阳点"的前半部区域为阴，意象人体仰卧于头部；"阴阳点"的后半部区域为阳，意象人体俯卧于头部，是头部全息穴位的体现。

综上所述，各流派头皮针都充分体现了早已存在而不被我们留意的生物全息思想。实际上，头皮上存在着多个全息穴位系统，了解这一点，对于我们认识和应用头皮针疗法是极其有益的。因此，根据生物全息律阐明和研究头皮针疗法的机制，以及指导头皮针治疗的实践是完全可行的。

第二章

各家头皮针体系

第一节 焦氏头皮针体系

焦氏头皮针是山西焦顺发于1971年首先提出的，根据大脑皮质功能定位原理，拟定14个头针刺激区，作为头针治疗部位，包括运动区、感觉区、舞蹈震颤控制区、血管舒缩区、晕听区、言语二区、言语三区、运用区、足运感区、视区、平衡区、胃区、胸腔区、生殖区，用以治疗相应区域的疾病，是目前临床常用的头皮针治疗分区。为准确掌握刺激区的定位，根据头颅外表的一些标志，确定了两条标定线：前后正中线和眉枕线。现简单介绍焦氏头皮针的刺激区定位和主治。

1. 运动区

【定位】相当于大脑皮质中央前回在头皮上的投影。上点在前后正中线中点往后0.5cm处；下点在眉枕线和鬓角发际前缘相交处，如果鬓角不明显，可以从颧弓中点向上引垂直线，此线与眉枕线交叉处向前移0.5cm为运动区下点。上下两点之间的连线即为运动区。将运动区划分为5等分，上1/5是下肢、躯干运动区，中2/5是上肢运动区，下2/5是头面部运动区，也称言语一区。

【主治】运动区上1/5，治疗对侧下肢及躯干部瘫痪；运动区中2/5，治疗对侧上肢瘫痪；运动区下2/5，治疗对侧中枢性面神经瘫痪、运动性失语、流涎、发音障碍等。

【刺法】由此区的前端或后端刺入，沿皮刺1.33寸（4cm），行快速捻针手法。

2. 感觉区

【定位】相当于大脑皮质中央后回在头皮上的投影部位。自运动区向后移1.5cm的平行线即为感觉区。上1/5是下肢、头、躯干感觉区，中2/5是上肢感觉区，下2/5是面感觉区。

【主治】感觉区上1/5，治疗对侧腰腿痛、麻木、感觉异常、后头部疼痛、颈项部疼痛、头鸣；感觉区中2/5，治疗对侧上肢疼痛、麻木、感觉异常；感觉区下2/5，治疗对侧面部麻木、偏头痛、颞颌关节炎等。

【刺法】由此区的前端或后端刺入，沿皮刺1.33寸（4cm），行快速捻针手法。

3. 舞蹈震颤控制区

【定位】在运动区向前移1.5cm的平行线。

【主治】舞蹈病、震颤麻痹、震颤麻痹综合征。(一侧的病变针对侧，两侧都有病变针双侧)

【刺法】用长毫针由本线上端刺入，沿皮向目外眦方向刺至发际，或用2寸毫针分段刺入，行快速捻针手法。

4. 晕听区

【定位】从耳尖直上1.5cm处，向前及向后各引2cm的水平线，总长度4cm。

【主治】眩晕、耳鸣、听力减退等。

【刺法】由此区的前端或后端刺入，沿皮刺1.33寸（4cm），行快速捻针手法。

5. 言语二区

【定位】相当于顶叶的角回部。从顶骨结节后下方2cm处引一平行于前后正中线的直线，向下取3cm长直线。

【主治】命名性失语。

【刺法】由此区的上点进针，沿皮向下刺1寸（3cm），行快速捻针手法。

6. 言语三区

【定位】晕听区中点向后引4cm长的水平线。

【主治】感觉性失语。

【刺法】由此区前端刺入，沿皮向后刺1.33寸（4cm），行快速捻针手法。

7. 运用区

【定位】从顶骨结节起分别引一垂直线和与该线夹角为40°的前后两线，长度均为3cm。

【主治】失用症。

【刺法】由顶结节进针，沿皮刺入1寸（3cm），行快速捻针手法。

8. 足运感区

【定位】在前后正中线的中点左右旁开各1cm，向后引平行于正中线的3cm长的直线。

【主治】对侧下肢瘫痪、疼痛、麻木、急性腰扭伤、夜尿、皮质性多尿、子宫下垂等。

【刺法】沿皮刺，行快速捻针手法。

9. 视区

【定位】从枕外粗隆顶端旁开1cm处，向上引平行于前后正中线的4cm长的直线。

【主治】皮层性视力障碍。

【刺法】沿皮刺，行快速捻针手法。

10. 平衡区

【定位】相当于小脑半球在头皮上的投影。从枕外粗隆顶端旁开3.5cm处，向下引平行于前后正中线的4cm长的直线。

【主治】小脑性平衡障碍。

【刺法】由此区的上点进针，沿皮向下刺1寸（3cm），行快速捻针手法。

11. 胃区

【定位】从瞳孔直上的发际处为起点，向上引平行于前后正中线的2cm长的直线。

【主治】胃痛及上腹部不适等。

【刺法】由此区的下点进针，沿皮向下刺1寸（3cm），行快速捻针手法。

12. 胸腔区

【定位】在胃区与前后正中线之间，从发际向上下各引2cm长的平行于前后正中线的直线。

【主治】胸痛、胸闷、心悸、冠状动脉供血不足、哮喘、呃逆、胸部不适等症。

【刺法】由此区的上点进针，沿皮向下刺1寸（3cm），行快速捻针手法。

13. 生殖区

【定位】从额角处向上引平行于前后正中线的2cm长的直线。

【主治】功能性子宫出血、盆腔炎、白带增多；配足运感区治疗子宫脱垂等。

【刺法】由此区的上点或下点进针，沿皮向下刺1寸（3cm），行快速捻针手法。

14. 血管舒缩区

【定位】在舞蹈震颤控制区向前移1.5cm的平行线。

【主治】皮层性水肿、高血压。

【刺法】从此区的上端刺入，沿皮向眉尾方向刺至发际。行快速捻针手法。

第二节 方氏头皮针体系

方氏头皮针体系是陕西方云鹏根据颅脑在头皮上的投影定位，结合临床实践经验所创立的。该体系以伏象、伏脏、倒象、倒脏为主，又有颅脑各个功能中枢的相应头穴名称。其头针穴名主要是根据神经系统原理制定的，同时又体现了中医整体观点。方氏头皮针体系以伏象、伏脏、倒象、倒脏为主，结合颅脑各个功能中枢的相关头穴名称，共分为7

个刺激区和21个穴位。

伏象又称"总运动中枢"或"总经络中枢"，有1个刺激区，是人体神经机能的集中反应区，它支配全身的运动神经机能。针刺头部伏象穴区的各个部位，可用以治疗全身各个相应部位的疾病（同侧），特别是对于神经系统疾病、血管系统疾病、运动系统疾病的疗效尤为显著。

倒象有2个刺激区，主要用于对侧躯干、四肢的运动机能障碍或异常。

伏脏又称"总感觉中枢"，有2个刺激区，是全身感觉机能的集中反应区，尤其是对全身皮肤之痛、触、冷、热、麻、痒等不适之感，有着明显的统管调节作用。主要用于治疗内脏和皮肤感觉异常疾病。

倒脏有2个刺激区，主要用于对侧半身的感觉机能障碍或异常。

21个刺激点分别命名为思维、说话、信号、视觉、运平、记忆、书写、听觉、嗅味、平衡、呼循，除思维为1个穴外，其余均为2个穴，共21个穴位区域。现简单介绍方氏头皮针的刺激区和主治。

在穴区定位之前，首先必须掌握颅骨解剖标志和生理功能，同时要掌握基本定位的2条标定线。

眉顶枕线：由眉间中点（印堂穴）经头顶矢状缝至枕骨外粗隆（脑户穴）的连线。是大脑两半球分界线。成人一般平均为33cm，按同身寸计算为1尺2寸（33cm可理解为33等分，在临床上宜根据人的头形和大小，灵活掌握）。

眉耳枕线：由眉间中点经耳至枕骨外粗隆的连线。成人一般平均为26.4cm，按同身寸为9寸6分。大脑位于此线之上，小脑位于此线后1/3的下面。

翼点：在顶骨的前下角，冠状缝和蝶顶缝相交之处。

星点：在顶骨的后下角，人字缝与顶颞缝相交之处。

方氏头皮针疗法的穴区，主要由4个中枢刺激区（伏象、伏脏、倒象、倒脏）和11个皮层功能刺激穴（思维、记忆、说话、书写、运平、信号、听觉、嗅觉、视觉、平衡、呼循）所组成。其中伏象和思维为单穴区，余均为双穴区。

（一）中枢刺激区

1.伏象

伏象又名总运动中枢，简称总运。该区分布着许多与全身各部位相应的刺激点。连接这些刺激点，则形成一个伏着的人体缩影，故而命名为"伏象"。

【定位】伏象穴区其形状恰如四肢张开之人体缩影，位于冠状缝、矢状缝和人字缝之间。穴区按人体部位命名而分为头颈部、上肢部、躯干部和下肢部4个分区。

（1）头颈部：在冠矢点前，总长3cm。其中头部上、下长为2cm，左、右宽为2cm；颈部上、下长为2cm，左、右宽为1cm。头部下面和颈部上面有1cm左右的相互重叠。

（2）上肢部：分肩、肘、腕、指四点。部位为从冠矢点沿冠状缝向下至翼点，总长11cm。其中，肩点至冠矢点长为2cm，肘点至肩点长3.5cm，腕点至肘点长为3.5cm，指点至腕点长为2cm（以上为一侧定位，另一侧相同，后略）。

（3）躯干部：分背部、腰部、臀部三段。部位为由冠矢点到人字缝尖，总长约为14cm。背部由冠矢点起分上、中、下三部分，各部分长为2cm，总长6cm；腰部分上、下两部，各部分长为2cm，总长4cm；臀部分上、下两部分，各部分长为2cm，总长4cm。背部左右宽3cm，腰部左右宽2cm，臀部左右宽3cm。

（4）下肢部：分髋、膝、踝、足四点。部位为从人字缝尖沿人字缝向下至星点，总长约为9cm。由髋点至人字缝尖长为1.5cm，膝点至髋点长3cm，踝点至膝点长为3cm，足至踝点长为1.5cm。

【功能】伏象是人体神经机械能的集中反映区，支配着全身的运动神经机能，在经络系统中，它总督一身之阳经，统管和调节全身经气活动。

【主治】神经系统、血管系统和运动系统疾病。包括神经性头痛、偏头痛、神经衰弱、坐骨神经痛、三叉神经痛、中风偏瘫、高血压、冠状动脉粥样硬化性心脏病（简称冠心病）、腰扭伤、风湿性关节炎、乳腺炎、内耳眩晕病、牙痛、尿潴留等。

2. 伏脏

伏脏又称总感觉中枢，简称总感。该区内也分布许多与全身各个部位相应的特异刺激点，如连接起来，则左右两侧各分别构成与人体左右相应的半侧人体内脏、皮肤缩影图。故称之为伏脏穴图。

【定位】伏脏穴区在前额上部。具体位置为额正中线至左、右额角间区域。每侧各分上、中、下三焦。伏脏穴区总长6.5cm。

（1）上焦：指横隔以上的胸部内脏，还包括胸部以上（胸、上肢、颈、头）的皮肤感觉和大脑思维。上焦总长3cm，其中思维穴位于左、右额骨隆凸之间；头部位于上焦前2cm，发际下0.5cm，发际上1cm之区域，颈部重叠于其内。伏脏上肢系额正中线旁开2cm与前额发际上2cm的交点，和额正中线旁开1cm与前额发际上3.5cm的交点之间的连线。分上臂、下臂、手部，各占约0.5cm。胸部位于上焦后1cm，发际下0.5cm，发际上2cm的区域。

（2）中焦：指脐以上，横隔以下腹部内脏，还包括躯干皮肤感觉。中焦占伏脏1.5cm。腰部位于发际下0.5cm，发际上1cm的区域。

（3）下焦：指脐以下的腹部内脏，还包括泌尿系统、生殖系统及脐下（腹、下肢）皮肤感觉。下焦长2cm。在下焦前1.5cm，发际下0.5cm，发际上1.5cm之区域为小腹、臀、髋部。在下焦后0.5cm，发际下1cm，发际上2cm为膝至踝部；发际下1cm向下0.5cm的区域为足部。

【功能】伏脏有三大功能；一为全身感觉机能，主要是皮肤感觉的集中反映区；二为内脏功能的代表区；三为对精神、智能、情绪、记忆、思维等活动有调节作用。

【主治】内脏病症及皮肤感觉障碍，前者包括胃痉挛、胆囊炎、腹泻、痛经、月经不调、肝炎、痢疾、腹膜炎、肺炎、冠心病、泌尿系统结石、肾炎、膀胱炎、自主神经功能紊乱、子宫脱垂、过敏性鼻炎；后者主要用于治疗皮肤疼痛、麻痒、紧束等不敏感以及荨麻疹、神经性皮炎、酒渣鼻、牛皮癣、湿疹等皮肤病。

3．倒象

倒象是大脑皮层的运动中枢在头皮上的投影区。穴区内所有刺激点，基本上按人体倒置排列，如一倒立人形缩影，故称倒象。

【定位】倒象是中央前回在头皮的投影区。以眉顶枕线的中点后1.25cm为A点，眉耳枕线中点前1.25cm，并由此点向上引一4cm长垂直线，以垂直线上端为B点，A、B点间连线即为中央沟在头皮的投影区。AB连线向前1.25cm引一平行线，两线区间即为中央前回的投影区域。纵向长度，一般是从眉顶枕线向左右旁开1cm开始计算，约为9cm。

倒象穴区分上、中、下三部。每部长3cm。上部包括咽、舌、下颌、眼、额、颈等；中部包括拇指、示指、中指、环指、小指、腕、肘、臂等；下部包括躯干、髋、膝、踝、趾、肛门等。

【功能】倒象以管理躯体、四肢运动机能为主。上部管理头颈部、颈部运动器官；中部管理对侧上肢运动机能；下部管理对侧躯干及下肢的器官运动机能。

【主治】与伏象大致相同。中风偏瘫失语、三叉神经痛、心动过速、落枕、肩周炎、小儿麻痹后遗症、脑炎后遗症、面神经麻痹、癫痫等。

4．倒脏

倒脏为大脑皮层感觉中枢在头皮的投影区。亦因其与人体实际部位上下倒置，故称倒脏。

【定位】倒脏是中央后回在头皮的投影区域。具体位置是上述中央沟之AB连线向后1.5cm作平行线，此两线间区域，即为倒脏穴区。和倒象一样，长度亦为9cm。

倒脏穴区分上焦、中焦、下焦三部，每部约长3cm。上焦包括腹内消化道、咽、舌、齿、颌、下唇、上唇、面、眼等和皮肤感觉器官；中焦包括额、拇指、食指、中指、环指、小指、腕、臂、肩等和皮肤感觉器官；下焦包括头、颈、躯干、胸腔、生殖系统、泌尿系统、腿、足等和皮肤感觉器官。

【功能】倒脏以调节控制躯干、四肢皮肤感觉和内脏功能为主。倒脏上焦管理对侧面部感觉器官和腹内消化道器官；中焦管理对侧上肢感觉机能；下焦管理对侧内脏和头、颈、躯干、下肢等器官和感觉功能。

【主治】和伏脏基本相同。包括对侧躯体感觉障碍、肠麻痹、流涎、自汗、冠心病、心律失常、偏头痛、皮层性浮肿、痛经、胃痉挛、糖尿病、痢疾、湿疹、荨麻疹、鼻炎、神经性耳聋等。

（二）皮质功能刺激穴

1. 思维

思维中枢位于额下回、额中回的前端正中处，相当于大脑额极的上方部位。

【定位】思维穴区为思维中枢头皮投影区，位于额骨隆突之间，即由眉间棘直上3cm处。

【功能】思维中枢管理精神、思考、计算、记忆、语言等生理活动。

【主治】智力减退、癔症、幻听、精神分裂症、神经性头痛、高血压、共济失调、神经官能症、胃溃疡等。

2. 说话

说话穴区是语言中枢的头皮投影区，该中枢位于额下回的眶部、三角部、盖部和中央前回的前下端，正对蝶骨翼部。

【定位】说话穴区在眉中与耳尖连线的中点。多取左侧，习惯用左手者，在右侧。

【功能】说话穴区实际上是运动性语言中枢的头皮投影区，该中枢损伤或病变可以发生运动性失语，其特点是保留理解语言的能力，但丧失运用语言的技巧，不能以正确的发音来表达其思想。

【主治】运动性失语、口吃、舌肌麻痹、假性延髓性麻痹、大脑发育不全等。

3. 书写

书写穴区是书写中枢在头皮的投影区，该中枢位于额上回、额中回的后部，中央前回的前上部。

【定位】以冠矢点为顶点，向左后方和右后方各画一条线，使分别与矢状缝成45°角。此两条线上距冠矢点3cm处，即为书写穴，每侧1穴，共2穴。

【功能】书写中枢主要管理运动的调节和维持身体的姿势。其损伤或病变时，患者意识虽尚清晰，但肌张力发生改变，而出现不自主的震颤运动，书写能力丧失。

【主治】舞蹈病、震颤麻痹、失语失写症、高血压、低血压、肺气肿、皮层性浮肿等。

4. 记忆

记忆穴区是识字和阅读中枢在头皮的投影区。该中枢位于角下叶的角回中。

【定位】记忆穴区在顶角隆突，以人字缝尖为顶点向左前下方和右下方分别画一直线，与矢状缝分别成60°角，在此两缝上，离人字缝尖7cm处，即为该穴。一侧1穴，共2穴。

【功能】记忆中枢即识字中枢和阅读中枢，损伤后可发生命名性失语，不能准确说出事物名称，或无识字能力。

【主治】失读症、记忆力减退、头痛、脑鸣、耳鸣、心悸、腰腿酸痛、遗精、失眠、浮肿、大脑发育迟缓、脑炎后遗症等。

5. 信号

信号中枢在颞上回后部1/3处，其在头皮投影区即为信号穴区。

【定位】信号穴位于耳尖至枕外粗隆上3cm处连线的前1/3与后2/3的交接处。

【功能】信号为感觉性语言中枢，其作用主要是对有声语言进行分析综合，并将其成分同外在表象、物体和概念作对照认识。该中枢损伤，则发生感觉性失语，患者往往失去对语言的理解能力。

【主治】感觉性失语症、癫痫、失眠、神经性头痛、癔症、精神病、健忘性失语、大脑发育迟缓等。

6. 运平

运平中枢位于下叶的缘上回（环曲回），其在头皮投影区即为运平穴区。

【定位】从人字缝尖引两条分别向左前方和右前方，并与人字缝线成30°角的直线。在每条直线距人字缝尖5cm处，即为运平穴区（其位置相当于顶骨隆突上方）。共2穴，每侧1穴。

【功能】运平中枢管理人体手的精细动作及协调动作的平衡。该部损伤或病变，可发生动作不准确，乃至失用症。

【主治】失用症、末梢神经炎、震颤麻痹、中风偏瘫、共济失调、指端红痛症、手指认识不能、风湿性关节炎等。

7. 视觉

视觉中枢位于大脑的枕叶部分，在距状裂周围，即楔回、舌回。视觉穴区为该中枢在头皮的投影区。

【定位】视觉穴区在枕骨粗隆尖上2cm，向左右各旁开1cm处，每侧1穴，共2穴。

【功能】视觉中枢是负责接受刺激信号（物象），进行识别分析，视象再现及高级分析综合，并把视觉信息与其他高级信号密切结合的重要装置。该区损伤或病变可发生视觉障碍。

【主治】皮质盲、幻视、视野缺损、中心性视网膜炎、青光眼、白内障、结膜炎、头痛头晕、黑蒙等眼科病症及鼻衄等。

8. 平衡

平衡中枢在枕叶下的小脑部位，即小脑后叶的位置。平衡穴区为该中枢的头皮投影区。

【定位】平衡穴位于枕骨外粗隆尖下2cm，旁开3.5cm处。

【功能】平衡中枢主要负责维持姿势平衡，调节肌张力，协调身体随意运动。当该区发生损伤或病变时，可出现共济失调、震颤等。

【主治】共济失调、震颤麻痹、言语障碍等。

9. 呼循

呼循穴区是呼吸中枢和循环中枢在头皮的投影区，该中枢位于延髓，上接脑桥，下连颈髓。其中，循环中枢在枕骨大孔之上，呼吸中枢在枕骨大孔之下。

【定位】呼循穴区位于枕骨外粗隆尖下5cm，旁开4cm处。亦即在风池穴之内上方。

【功能】呼吸和循环中枢主要管理心肺功能，如受到损伤或发生病变时，可引起心肺两脏功能的异常。

【主治】咳嗽、哮喘、心悸、心律不齐、高血压、冠心病、急慢性气管炎等。

10. 听觉

听觉中枢在颞上回中部，外侧裂深部的颞横回，听觉穴区即是该中枢在头皮外表的投影区。

【定位】听觉穴区在耳尖上1.5cm处。

【功能】听觉中枢是接受和区别声音的复杂的神经装置。该区损伤或发生病变，可出现听觉异常。

【主治】神经性耳聋、耳鸣、内耳眩晕病、幻听、癫痫、癔症、腹内胀满、高血压等。

11. 嗅味

嗅味穴区是嗅觉和味觉中枢在皮头的投影区，其中嗅觉中枢在海马回中，味觉中枢亦在海马回。

【定位】嗅味穴在耳尖前3cm处。

【功能】嗅觉和味觉分别是感受各种化学物质刺激和辨别滋味的感受器。当受到损伤或发生病变，可出现嗅觉、味觉迟钝或丧失。

【主治】嗅味觉迟钝或丧失症、急慢性鼻炎、癫痫、记忆力减退、头晕、偏头痛、鼻窦炎、流涎、感冒、湿疹、牛皮癣等。

第三节 朱氏头皮针体系

朱氏头皮针是北京针灸骨伤学院朱明清根据中医脏象经络理论，经过长期临床实践及数以万计的治验病例，在"头皮针穴名标准化方案"的基础上，总结出的以9条特定治疗带为主要内容的头皮针穴名体系。该体系的特点是其治疗部位以百会为中心点，督脉为中心线分布，其针刺手法则以抽气法和进气法为主。9条治疗带依次是额顶带、额旁1带、额旁2带、顶枕带、顶颞带、颞前带、颞后带、顶结前带、顶结后带。主要用于治疗四肢、头面部疾病为主。

1. 额顶带

【部位】自神庭至百会左右各旁开0.5寸的1寸宽的带状区域，属督脉与足太阳经。

【主治】将额顶带由前至后4等分，前1/4治疗头面部、咽喉、舌部的病症；第2/4份治疗胸部（心、肺、气管、膈肌等）及上焦病症；第3/4份治疗上腹部（肝、胆、脾、胃、胰）等中焦病症；后1/4治疗下腹部（膀胱、尿道、会阴及生殖系统）等的下焦病症。

2. 额旁1带

【部位】以头临泣为中点，上下各0.5寸，左右各旁开0.25寸的带状区域，属足少阳胆经。

【主治】脾、胃、肝、胆、胰等中焦急性病症。

3. 额旁2带

【定位】自本神向头维方向旁开0.25寸，上下各0.5寸，左右各旁开0.25寸的带状区域，属足少阳胆经和足阳明胃经。

【主治】肾、膀胱、输尿管、生殖系统等下焦急性病症。

4. 顶枕带

【定位】以百会至脑户的连线为中线，左右各旁开0.5寸的1寸带状区域，属督脉和足太阳膀胱经。

【主治】将顶枕带分为4等分，由前往后分别主治头颈部、背部、腰部、骶及会阴部病症。

5. 顶颞带

【定位】自前顶至头维，向前后各旁开0.5寸的带状区域，属督脉、足少阳胆经、足阳明胃经。

【主治】以运动障碍和感觉障碍为主的疾病。可将全带分为3等分，上1/3治疗下肢病症，中1/3治疗上肢病症，下1/3治疗头面部病症。

6. 颞前带

【定位】颔厌至悬厘连线两侧各旁开0.5寸的带状区域，属足少阳胆经。

【主治】偏头痛、运动性失语、周围性面瘫及口腔疾病等。

7. 颞后带

【定位】天冲至角孙连线两侧各旁开0.5寸的带状区域，属足少阳和足少阳经。

【主治】偏头痛、眩晕、耳鸣等。

8. 顶结前带

【定位】由通天至百会连线，向前后各旁开0.25寸的带状区域，属督脉和足太阳膀胱经。

【主治】髋关节及臀部疾病。

9. 顶结后带

【定位】由络却至百会连线，向前后各旁开0.25寸的带状区域，属督脉和足太阳膀胱经。

【主治】肩关节及颈部疾病。

第四节　汤氏头皮针体系

上海已故老中医汤颂延以大脑皮层功能结合中医阴阳脏腑学说为定位基础，创立了汤氏头针穴名体系。该体系是以"阴阳点"为中心加以划定的。"阴阳点"的前半部区域为阴，意象人体仰卧于头部；"阴阳点"的后半部区域为阳，意象人体俯卧于头部。一般主治相应部位名称的病变。

（一）标志线

（1）前后正中线：印堂经头顶至枕外隆凸下缘的连线。

（2）前后正中内线：平行于前后正中线，距离其一个眶横径。

（3）顶耳线：耳屏切迹与百会之连线。

（4）眦枕线：目外眦与枕外隆凸下缘的连线。

（5）耳点：顶耳线与眦枕线交叉处。

（6）眶横径：眼内眦到眼外眦之连线。

（二）阴面分区

（1）阴阳点：前后正中线的中点。

（2）天突点：即神庭穴。

（3）剑突点：天突点与阴阳点间前1/3点。

（4）脐点：天突点与阴阳点间后1/3点。

（5）额面区：由印堂到天突点组成的区域。分为5个等分，包括10个区。

1）顶前区：纵第5个1/5，距正中1/3眶横径。

2）额区：纵第4个1/5，距正中1/4眶横径。

3）颞区：纵第4个1/5，距正中1/2眶横径。

4）眼区：纵第3个1/5的下1/2，距正中1/4眶横径。

5）耳区：纵第3个1/5的下1/2，距正中1/2眶横径。

6）鼻区：纵第3个1/5的上1/2，距正中1/6眶横径。

7）口唇区：纵第2个1/5的下1/2，距正中1/6眶横径。

8）咽喉区：纵第2个1/5的上1/2，距正中1/6眶横径。

9）面区：鼻区、口唇区、咽喉区外1/2眶横径。

10）颈前区：纵第1个1/5，距正中1/3眶横径。

（6）上焦区：天突点与剑突点组成的区域，其内分为3个等分。

1）肺、支气管区：除心区、腋区外的上焦区。

2）心区：上焦区的中1/3，左侧距正中1/4眶横径；右侧距正中1/2眶横径。

3）腋区：上焦区的中1/3，距前后正中内线1/4眶横径。

（7）中焦区：剑突点与脐点组成的区域，其内分为3个等分。

1）肝胆区：中焦区前1/3，距正中1个眶横径。

2）脾胃区：中焦区后1/3，距正中1/2眶横径。

（8）下焦区：脐点与阴阳点组成的区域，其内期内分为3个等分。泌殖区：下焦区后2/3，距正中1/2眶横径。

（9）上肢阴区：在上焦区，前后正中内线边缘段后1/3点至眦耳线前1/3点及目外眦到上焦区前后正中线内线前点组成的区域。分为5个等分,形成6条线。

1）肩阴线：纵向第1条线。

2）肘阴线：纵向第3条线。

3）腕阴线：纵向第5条线。

4）指掌线：纵向第6条线。

（10）下肢阴区：在顶耳线上到前后正中内线，下到耳点及下焦区后2/3，眦耳线后1/3处。其纵向为5个等分，形成6条线。

1）股阴线：纵向第1条线。

2）膝阴线：纵向第3条线。

3）踝阴线：纵向第5条线。

4）趾底线：纵向第6条线。

（11）三角区：以毗耳线为边长做一等边三角形，其各边中点连线再作一等边三角形，则分为上三角、下三角、前三角、后三角4个三角形。

上三角：主治牙齿、面部病变。

下三角：主治精神、智能方面病变。

前三角：主治手指、手掌病变。

后三角：主治足趾、足底病变。

（三）阳面分区

（1）胃脊点：前后正中线上，阴阳点至枕外隆凸下缘之间的前1/3点。

（2）大椎点：前后正中线上，阴阳点至枕外隆凸下缘之间的后1/3点。

（3）阳关点：前后正中线上，阴阳点至胃脊点之间的中点。

（4）膈下点：前后正中线上，胃脊点至大椎点之间的中点。

（5）枕项区：枕外隆凸下缘与大椎点组成的区域。纵向分为3等分，包括5个区。

1）顶后区：下1/3，距正中1/3眶横径。

2）睛明区：中1/3区域间的下2/3，距正中1/4眶横径。

3）枕区：中1/3区域间的下2/3，距正中1/2眶横径。

4）语智区：中1/3区域间的上1/3，距正中1/2眶横径。

5）项后区：上1/3，距正中1/3眶横径。

（6）背区：大椎点与胃脊点组成的区域。其中包括第1胸椎至第12胸椎胸椎1-12。

（7）腰骶区：胃脊点与阴阳点组成的区域。其中分为2个区。

1）腰区：后1/2，距正中1个眶横径。

2）骶区：前1/2，距正中1个眶横径。

（8）上肢阳区：前后正中内线背区边缘前点，到耳枕线后1/3点及背区前后正中内线2/3到耳枕线2/4处。分为5个等分，形成6条线。

1）肩阳线：纵向第1条线。

2）肘阳线：纵向第3条线。

3）腕阳线：纵向第5条线。

4）指背线：纵向第6条线。

（9）下肢阳区：上至前后正中内线、顶耳线，下至耳点及骶区边缘到耳枕线前1/4处。分为5个等分，形成6条线。

1）股阳线：纵向第1条线。

2）膝阳线：纵向第3条线。

3）踝阳线：纵向第5条线。

4）趾背线：纵向第6条线。

（10）前庭区：下肢阳区下2/5区域。其功能为调节平衡。

（11）静线：耳枕线前1/4点，向上作1直线，平行于语智区，有镇惊安神之功。

（12）风线：耳枕线中1/4点，向上作1直线，平行于语智区，有祛风解表之功。

（13）血线：耳枕线后1/4点，向上作1直线，平行于语智区，有活血化瘀之功。

第五节 林氏头皮针体系

上海第二医科大学附属新华医院林学俭除了根据大脑皮层功能定位选择头针刺激区之外，还根据神经生理学观点，以及脑功能与血流的关系来进行选区。该体系主要包括颞3针、额5针、运动前区、附加运动区、声记忆区、语言形成区。经临床研究，用于治疗小儿脑性瘫痪、颅脑外伤后遗症和神经性耳聋有效。

1. 颞3针

【定位】大脑外侧裂的表面标志为基点至顶骨结节的连线。颞3针分别为：第1针自顶骨结节下缘前方约1cm处，向后刺3cm长；第2针耳尖上1.5cm处，向后刺3cm长；第3针耳尖下2cm再向后2cm处，向后刺3cm长。

【主治】小儿脑瘫，颅脑外伤后遗症，神经性耳聋等。主要是增强感受性语言和记忆力的储存。

2. 额5针

【定位】距离前额发际2cm处，左右大脑外侧裂表面标志之间，由前向后共刺5针，5针之间距离相等呈扇形排列。

【主治】小儿脑瘫，颅脑外伤后遗症，配合颞3针应用。对因额前区病变引起的精神障碍，如感情淡漠、记忆力减退、智力减退等有效。

3. 运动前区

【定位】运动区前3～4cm的菱形区域，可刺3针，中间1针是自运动区上点向前4cm处进针，向后延皮刺3cm长。与中间1针的间距约1.5cm，左右各刺1针。

【主治】小儿脑瘫、颅脑外伤后遗症等引起的肌张力增高。

4. 附加运动区

【定位】运动前区的中心，可在运动前区中间1针的两侧各刺1针。

【主治】小儿脑瘫，颅脑外伤后遗症，神经性耳聋以及其他疾病引起的大脑皮层功能障碍。

5. 声记忆区

【定位】顶骨结节下方和后下方，该区较广泛，可在该区交叉刺2针。

【主治】神经性耳聋。

6. 语言形成区

【定位】声记忆区的下方，乳突的后方，刺3cm长。

【主治】神经性耳聋。

头部的经络与腧穴

第三章

第一节 经络

经络系统是由经脉和络脉组成的,其中经脉包括十二经脉和奇经八脉,以及附属于十二经脉的十二经筋、十二经别和十二皮部。络脉又分为十五络脉、浮络、孙络等。《素问·脉要经微论》指出:"头者,精明之府。"《灵枢·邪气脏腑变形》曰:"十二经脉,三百六十五络,其气血皆上注于面而走空窍。"说明头部通过经络与人体五脏六腑的功能有密切联系。

一、十二经脉

十二经脉是手三阴经、手三阳经、足三阴经、足三阳经的总称,为经络系统的主体,因此成为"正经"。根据经络的循行走向,与头部相关的经脉主要有5条,其中足阳明胃经分布于前额及面部,"胃足阳明之脉,起于鼻,交頞中……循颊车,上耳前,过客主人,循发际,至额颅……"足太阳膀胱经分布于头颊、头颈部,"膀胱足太阳之脉,起于目内眦,上额,交巅……从巅入络脑,还出别下项……"手、足少阳经分布于头侧部,"三焦手少阳之脉……其支者,从膻中,上出缺盆,上项,系耳后,直上出耳上角……其支者,从耳后入耳中,出走耳前,过客主人,前交颊,至目锐眦。""胆足少阳之脉,起于目锐眦,上抵头角,下耳后,循颈,行手少阳之前。其支者,从耳后入耳中,出走耳前,至目锐眦后……"足厥阴肝经直接行于头面部,"肝足厥阴之脉,起于大指丛毛之际……上贯膈,布胁肋,循喉咙之后,上入颃颡,连目系,上出额,与督脉会于巅……"

二、奇经八脉

奇经八脉为督脉、任脉、冲脉、带脉、阴跷脉、阳跷脉、阴维脉、阳维脉的总称。奇经八脉既不直属脏腑，又无表里配合关系，"别道奇行"，因此又称为"奇经"。与头部相关的奇经八脉有3条：督脉"上额交巅上，入络脑，还出别下项……"，阳跷脉"起于跟中，循外踝上行，入风池"，阳维脉"其脉起于诸阳之会……其在头也……"

三、十二经筋

十二经筋是十二经脉之气结聚于筋肉关节的体系，是十二经脉的外周连属部分。其分布与十二经脉的体表通络大体一致，均从四肢末端走向头身，行于体表，不入内脏，结聚于关节及骨骼部位。循行至头部的经别有6条：①足太阳之筋，"起于足小趾……其直者，结于枕骨，上头下颜，结于鼻"。②足少阳之筋，"起于小指次指，上结外踝，上循胫外廉，结于膝外廉……直者，上出腋，贯缺盆，出太阳之前，循耳后，上额角，交巅上"。③足少阴之筋，"起于小指之下……与太阳之筋合……上至项，结于枕骨，与足太阳之筋合"。④手太阳之筋，"起于小指之上……其支者，后走腋后廉，上绕肩胛，循颈，出足太阳之筋前，结于耳后完骨；其支者，入耳中；直者，出耳上，下结于颔，上属目外眦"。⑤手少阳之筋，"起于小指次指之端……其支者，上曲牙，循耳前，属目外眦，上乘颔，结于角。"⑥手阳明之筋，"起于大指次指之端，结于腕；上循臂……直者上出手太阳之前，上左角，络头，下右颔"。

四、十二经别

十二经别是十二正经离、入、出、合的别行部分，是正经别行深入体腔的支脉。十二经别多从四肢肘膝上下的正经离别，再深入胸腹，阳经经别在进入腹腔后都与其经脉所属络的腑联系，然后均在头项部浅出体表。阴经经别在头项部合于与其相表里的阳经经脉，因此也加强了阴经经脉同头面部的联系。阳经经别合于阳经经脉，阴经经别合于相表里的阳经经脉，故有"六合"之称。

五、十二皮部

《素问·皮部论》曰："凡十二经络脉者，皮之部也。"十二皮部是十二经脉功能活动反映于体表的部位，也是络脉之气散布的所在。因此头部发际区的皮部与分布于头部的经脉行大体一致，共5条：足阳明胃经皮部、足太阳膀胱经皮部、手少阳三焦经皮部、足少阳胆经皮部和足厥阴肝经皮部。

六、十五络脉

十二经脉和任脉、督脉二脉各自别出一络，以及脾之大络，共15条，称为"十五络脉"。其中与头部相关的络脉是督脉、阳跷脉和阳维脉。《灵枢·经脉》曰："督脉之别，名曰长强，挟膂上项，散头上，下当肩胛左右，别走太阳，如贯膂。"《难经·二十八难》言："阳跷脉者，起于跟中，循外踝上行，入风池。"《十四经发挥》曰："阳维维于阳，其脉起于诸阳之会……其在头也，与足少阳会于阳白，上于本神及临泣，上至正营，循于脑空，下至风池；其与督脉会，则在风府与哑门。"

第二节 腧穴

根据十二经脉走向，手三阳经从手走头，足三阳经从头走足，故头部腧穴以手、足阳经及督脉为主。头部的腧穴涉及足阳明胃经、足太阳膀胱经、手少阳三焦经、足少阳胆经及督脉5条经脉，2个经外奇穴，共38穴。

一、足阳明胃经（1穴）

头维

【定位】在头侧部，额角发际上0.5寸，头正中线旁开4.5寸。

【解剖】在颞肌上缘的帽状腱膜中，有颞浅动静脉的额支，布有耳颞神经的分支及面神经额颞支。

【主治】头痛、目眩、迎风流泪、眼睑瞤动、视物不明等。

【操作】平刺0.5～1寸，禁着肤灸。

二、足太阳膀胱经（8穴）

1. 眉冲

【定位】在头部，当攒竹直上入发际0.5寸，神庭与曲差连线之间取穴。

【解剖】有额肌，当额动静脉处，布有额神经内侧支。

【主治】头痛、痫证、眩晕、目视不明、鼻塞。

【操作】平刺0.3～0.5寸，不宜灸。

2. 曲差

【定位】在头部，当前发际正中直上0.5寸，旁开1.5寸，即神庭与头维连线的内1/3与中1/3的交点上。

【解剖】有额肌，当额动静脉处，布有额神经内侧支。

【主治】头痛、目眩、目痛、目视不明、鼻塞、鼻渊。

【操作】平刺0.3～0.5寸，可灸。

3. 五处

【定位】在头部，当前发际正中直上1寸，旁开1.5寸。

【解剖】有额肌，当额动静脉处，布有额神经内侧支。

【主治】头痛、目眩、目视不明、痫证、小儿惊风。

【操作】平刺0.5～0.8寸，可灸。

4. 承光

【定位】在头部，当前发际正中直上2.5寸，旁开1.5寸。

【解剖】有帽状腱膜，有额动静脉，颞浅动静脉及枕动静脉的吻合网，当额神经外侧支和枕大神经会合支处。

【主治】头痛、目眩、呕吐心烦、目视不明、鼻塞多涕、癫痫。

【操作】平刺0.5～0.8寸，可灸。

5. 通天

【定位】在头部，当前发际正中直上4寸，旁开1.5寸。

【解剖】有帽状腱膜，有颞浅动静脉及枕动静脉的吻合网，有枕大神经分支。

【主治】头痛、头重、眩晕、口喎、鼻塞多清涕、鼻渊、瘿气等。

【操作】平刺0.5～0.8寸，可灸。

6. 络却

【定位】在头部，当前发际正中直上5.5寸，旁开1.5寸。

【解剖】在枕肌停止处，有枕动静脉分支，布有枕大神经分支。

【主治】眩晕、耳鸣、鼻塞、癫狂、痫证、目视不明、项肿、瘿瘤等。

【操作】平刺0.5～0.8寸，可灸。

7. 玉枕

【定位】在项部，大筋（斜方肌）外缘之后发际凹陷中，约当后发际正中旁开1.3寸。

【解剖】有枕肌，有枕动静脉，布有枕大神经分支。

【主治】头痛、目痛、恶风寒、鼻塞、呕吐等。

【操作】平刺0.3～0.5寸，可灸。

8. 天柱

【定位】在枕部，当后发际正中直上2.5寸，旁开1.3寸，平枕外隆凸上缘的凹陷处。

【解剖】在斜方肌起始部，深层为头半棘肌，有枕动静脉干，布有枕大神经干。

【主治】头痛、项痛、眩晕、目赤肿痛、鼻塞、肩背痛等。

【操作】直刺或斜刺0.5～0.8寸，不可向内上方深刺，可灸。

三、手少阳三焦经（1穴）

角孙

【定位】在头部，折耳郭向前，当耳尖直上入发际处。

【解剖】当耳上肌处，有颞筋膜浅层及颞肌，布有颞浅动静脉耳前支，分布有耳颞神经的分支。

【主治】耳部肿痛、目赤肿痛、目翳、齿痛、项强、头痛等。

【操作】平刺0.3～0.5寸，可灸。

四、足少阳胆经（16穴）

1. 颌厌

【定位】在头部，当头维与曲鬓弧形连线的上1/4与下3/4的交点处。

【解剖】在颞肌中，有颞浅动静脉额支，布有耳颞神经颞支。

【主治】偏头痛、目眩、耳鸣、齿痛、癫痫、瘰疬等。

【操作】平刺0.3～0.5寸，可灸。

2. 悬颅

【定位】在头部鬓发上，当头维与曲鬓弧形连线的中点处。

【解剖】在颞肌中，有颞浅动静脉额支，布有耳颞神经颞支。

【主治】偏头痛、目赤肿痛、齿痛等。

【操作】平刺0.3～0.5寸，可灸。

3. 悬厘

【定位】在头部，当头维与曲鬓弧形连线的上3/4与下1/4的交点处。

【解剖】在颞肌中，有颞浅动静脉额支，布有耳颞神经颞支。

【主治】偏头痛、目赤肿痛、耳鸣。

【操作】平刺0.3～0.5寸，可灸。

4. 曲鬓

【定位】在头部，当耳前鬓角发际后缘的垂线与耳尖水平线的交点处。

【解剖】在颞肌中，有颞浅动静脉额支，布有耳颞神经颞支。

【主治】偏头痛、齿痛、牙关紧闭、目赤肿痛、暴喑、颊肿等。

【操作】平刺0.3~0.5寸，可灸。

5. 率谷

【定位】在头部，耳尖直上入发际1.5寸，角孙直上方。

【解剖】在颞肌中，有颞浅动静脉顶支，布有耳颞神经和枕大神经会合支。

【主治】偏头痛、偏瘫、偏身感觉障碍、眩晕、耳疾、小儿惊风。

【操作】平刺0.3~0.5寸，可灸。

6. 天冲

【定位】在头部，耳郭根后缘直上入发际2寸，率谷后0.5寸处。

【解剖】有耳后动静脉，布有耳大神经支。

【主治】头痛、牙龈肿痛、癫痫、惊恐等。

【操作】平刺0.5~0.8寸，可灸。

7. 浮白

【定位】在头部，当耳后乳突的后上方，天冲与完骨的弧形连线的中1/3与上1/3的交点处。

【解剖】有耳后动静脉，布有耳大神经分支。

【主治】头痛、颈项强痛、耳鸣、耳聋、目痛、瘰疬、瘿气等。

【操作】平刺0.5~0.8寸，可灸。

8. 头窍阴

【定位】在头部，当耳后乳突的后上方，天冲与完骨的弧形连线的中1/3与下1/3交点处。

【解剖】有耳后动静脉，布有枕大神经和枕小神经会合支。

【主治】头痛、颈项强痛、胸胁痛、耳鸣、耳聋、耳痛、口苦。

【操作】平刺0.5~0.8寸，可灸。

9. 完骨

【定位】在耳后，乳突后下方凹陷处。

【解剖】在胸锁乳突肌附着部上方，有耳后动静脉分支，布有枕小神经本干。

【主治】头痛、颈项强痛、颊肿、齿痛、口㖞、癫痫、疟疾、失眠等。

【操作】斜刺0.5~0.8寸，可灸。

10. 本神

【定位】在头部，前发际上0.5寸，旁开3寸，即神庭与头维连线的内2/3与外1/3的交点处。

【解剖】在额肌中，有颞浅动静脉额支和额动静脉外侧支，布有额神经外侧支。

【主治】头痛、眩晕、智力障碍、癫痫、小儿惊风、颈项强痛、胸胁痛、半身不遂等。

【操作】平刺0.5~1寸，可灸。

11. 头临泣

【定位】在头部，当瞳孔直上入前发际0.5寸，神庭与头维连线的中点处。

【解剖】皮肤、皮下组织在额肌中，有额动静脉，布有额神经内、外支会合支。

【主治】头痛、目眩、目赤肿痛、流泪、目翳、鼻渊、耳聋、小儿惊风、热病。

【操作】平刺0.5~1寸，可灸。

12. 目窗

【定位】在头部，当瞳孔直上入前发际0.5寸，头正中线旁开2.25寸。

【解剖】在帽状腱膜中，有颞浅动静脉额支，布有额神经内、外侧支会合支。

【主治】头痛、目眩、目赤肿痛、远视、近视、鼻塞、癫痫、面部浮肿、小儿惊风等。

【操作】平刺0.5~1寸，可灸。

13. 正营

【定位】在头部，当瞳孔直上入前发际2.5寸，头正中线旁开2.25寸。

【解剖】在帽状腱膜中，有颞浅动静脉顶支和枕动静脉吻合网，布有额神经和枕大神经会合支。

【主治】头痛、眩晕、唇吻强急、齿痛。

【操作】平刺0.5～1寸，可灸。

14. 承灵

【定位】在头部，当瞳孔直上入前发际4寸，头正中线旁开2.25寸。

【解剖】在帽状腱膜中，有枕动静脉分支，布有枕大神经分支。

【主治】头痛、眩晕、目痛、鼻渊、鼻衄。

【操作】平刺0.5～1寸，可灸。

15. 脑空

【定位】在头部，当枕外隆凸的上缘外侧，头正中线旁开2.25寸，平脑户穴。

【解剖】在枕肌中，有枕动静脉分支，布有枕大神经分支。

【主治】头痛、颈项强痛、目眩、目赤肿痛、鼻塞、耳聋、癫痫、热病等。

【操作】平刺0.3～0.5寸，可灸。

16. 风池

【定位】在项部，当枕骨之下，后发际上1寸，胸锁乳突肌与斜方肌上端之间的凹陷处。

【解剖】有皮肤、皮下组织，在胸锁乳突肌与斜方肌上端附着部之间的凹陷中，深层为头夹肌，有枕动静脉分支，布有枕小神经分支。

【主治】中风、癫痫、头痛、眩晕、耳鸣、耳聋、感冒、鼻塞、目赤肿痛、口眼㖞斜、颈项强痛。

【操作】深部为延髓，必须严格掌握针刺角度与深度，针尖微下，向鼻尖方向斜刺0.8～1.2寸，平刺透风府穴，针尖禁止向内上方直刺、深刺。

五、督脉（10穴）

1. 哑门

【定位】在项部，正坐，头稍前倾，后正中线上入发际0.5寸凹陷中。

【解剖】在项韧带和项肌中，有枕动静脉分支和棘间静脉丛，有第3枕神经和枕大神经分布。

【主治】舌缓不语、喑哑、头重头痛、中风、尸厥、重舌、癫狂、痫证、癔症、颈项强急、脊强反折等。

【操作】伏案正中位，头略前倾，向下颌方向缓慢刺入0.5～1寸，针尖过深时易伤及延髓。

2. 风府

【定位】在项部，正坐，头稍前倾，后正中线上入发际1寸凹陷中。

【解剖】在项韧带和项肌中，有枕动静脉分支和棘间静脉丛，有第3枕神经和枕大神经分布。

【主治】中风、失语、半身不遂、眩晕、癫狂、癔症、咽喉肿痛、目痛、鼻衄、颈项强痛等。

【操作】伏案正中位，头略前倾，向下颌方向缓慢刺入0.5～1寸，针尖不可向上，以免刺入枕骨大孔而伤及延髓。

3. 脑户

【定位】在头部，正坐或俯伏位，在头部正中线，枕骨粗隆上缘的凹陷处。

【解剖】在左、右枕额肌之间，有左、右枕动静脉分支，布有枕大神经分支。

【主治】癫狂、痫证、头痛、目痛、目赤、喑哑等。

【操作】平刺0.5～1寸，可灸。

4. 强间

【定位】在头部，当后发际正中直上4寸。

【解剖】在帽状腱膜中，有左、右枕动静脉吻合网，布有枕大神经分支。

【主治】头痛、目眩、颈项强痛、癫狂、痫证、烦心失眠、口㖞等。

【操作】平刺0.5～0.8寸，可灸。

5. 后顶

【定位】在头部，当后发际正中直上5.5寸。

【解剖】在帽状腱膜中，有左、右枕动静脉吻合网，布有枕大神经分支。

【主治】头痛、眩晕、癫痫等。

【操作】平刺0.5～0.8寸，可灸。

6. 百会

【定位】在头部，当前发际正中直上5寸。简易取穴法：两耳尖连线的中点。

【解剖】在帽状腱膜中，有左、右颞浅动静脉及左、右枕动静脉吻合网，有枕大神经、眶上神经及耳颞神经分支分布。

【主治】头痛、眩晕、中风、昏迷、失语、癫痫、癔症、惊悸、健忘、瘾疹、耳鸣、脱肛、阴挺、痔疮、泄泻等。

【操作】平刺向前后或左右进针0.5～1寸，可灸。

7. 前顶

【定位】在头部，当前发际正中直上3.5寸。

【解剖】在帽状腱膜中，有左、右颞浅动静脉吻合网，布有额神经分支及枕大神经分支。

【主治】头痛、眩晕、癫痫、鼻渊、目赤肿痛、小儿惊风等。

【操作】平刺0.5～1寸，可灸。

8. 囟会

【定位】在头部，当前发际正中直上2寸。

【解剖】在帽状腱膜中，有左、右颞浅动静脉吻合网，布有额神经分支。

【主治】头痛、目眩、面赤暴肿、鼻渊、鼻衄、癫痫、小儿惊风等。

【操作】平刺，向前或后进针0.5～1寸，可灸。

9. 上星

【定位】在头部，当前发际正中直上1寸。

【解剖】在帽状腱膜中，左、右额肌交界处，有额动静脉分支及颞浅动静脉分支，有滑车上神经和眶上神经分布。

【主治】头痛、眩晕、鼻渊、鼻衄、目赤肿痛、迎风流泪、癫狂、疟疾、热病、小儿惊风等。

【操作】平刺0.5～1寸，可灸。

10. 神庭

【定位】在头部，当前发际正中直上0.5寸。

【解剖】在左、右额肌交界处，有额动静脉分支，布有额神经分支。

【主治】头痛、目眩、目赤肿痛、流泪、目翳、鼻渊、鼻衄、癫狂、痫证、角弓反张等。

【操作】平刺0.3～0.5寸，可灸。

六、经外奇穴（2穴）

1. 四神聪

【定位】在头顶部，当百会前后左右各1寸。

【解剖】在帽状腱膜中，有枕动静脉，颞浅动静脉顶支和眶上动静脉的吻合网，有枕大神经、耳颞神经和眶上神经分布。

【主治】头痛、眩晕、失眠、健忘、癫痫、中风偏瘫、脑性瘫痪、智力障碍、痴呆等。

【操作】平刺0.5～1寸，可灸。

2. 当阳

【定位】在头前部，瞳孔直上，前发际上1寸。

【解剖】在帽状腱膜中，有额动静脉外侧支和颞浅动静脉额支，布有额神经内外侧支会合支，布有眶上神经和眶动静脉的分支。

【主治】头痛、眩晕、目赤肿痛等。

【操作】平刺0.5~1寸，可灸。

头部的解剖

第四章

头部以下颌骨下缘、下颌角、乳突尖端、上项线和枕外隆凸的连线为界与颈部区分。

头部可分为颅部和面部两部分，二者以眶上缘、颧弓上缘、外耳门上缘与乳突的连线相区分。颅部位于后上方，由颅顶、颅腔和颅底三部分组成，颅腔内容纳脑、脑膜和脑血管等。面部位于前下方，主要包括眶区、鼻区、咽区（鼻咽和口咽）、腮腺咬肌区和耳区等。

第一节 颅骨解剖

颅骨共23块，除下颌骨和舌骨外，其他21块头骨都借缝或软骨结合或骨结合构成一个牢固的整体，称为颅。通常将组成脑颅腔的骨骼称为颅骨。颅骨可分为颅顶和颅底两部分，其分界线自枕外隆凸沿着双侧上项线、乳突根部、外耳孔上缘、眶上缘而至鼻根的连线，线以上为颅顶，线以下为颅底。

一、颅顶骨

颅顶骨由内、外骨板和两者间的骨松质构成。成人颅顶骨厚度不一，最厚的部位可达1cm，颞区最薄，仅有0.2cm。在内、外骨板的表面有骨膜被覆，内骨膜亦是硬脑膜的外层。在颅骨的穹窿部，内骨膜与颅骨内板结合不紧密，因而颅顶骨骨折时易形成硬膜外血肿。在颅底部，内骨膜与颅骨内板结合紧密，故颅底骨折时硬脑膜易撕裂，产生脑脊液漏。板障是内、外板之间的骨松质，含有骨髓，板障管内有板障静脉。颅骨板障内的板障静脉有额板障静脉、枕板障静脉、颞前板障静脉和颞后板障静脉4对，它们之间借分支吻合成网，并有导血管与颅内、外静脉相通。颅顶外面在外骨板表面可见锯齿状的骨缝，在顶骨和额骨间有冠状缝，左、右顶骨之间有矢状缝，顶骨与枕骨之间有人字缝。

颅骨解剖图见图2和图3。

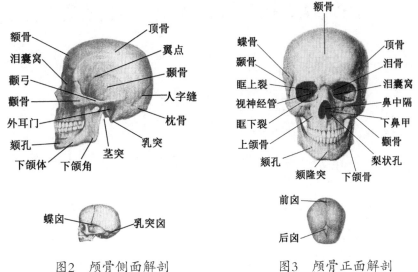

图2　颅骨侧面解剖　　　　图3　颅骨正面解剖

二、颅底骨

颅底有内外两个面，内面借蝶骨小翼后缘和颞骨岩部上缘分为前、中、后三个颅窝。外面借两侧翼内板与枕大孔外缘连线将其分为中线区和侧颅底区。颅底有许多重要的孔道，是神经、血管出入颅的部位。

（1）颅前窝：位置最高，容纳大脑半球额叶，正中部凹陷，由筛骨和筛板构成鼻腔顶，前外侧部形成额窦和眶的顶部。

（2）颅中窝：较颅前窝深，容纳大脑半球之颞叶。中央是蝶骨体，蝶骨体上面中央的凹陷为垂体窝。窝前方两侧有视神经管，管的外侧有眶上裂，它们都通入眶。蝶骨体的两侧，从前向后外有圆孔、卵圆孔和棘孔。

（3）颅后窝：位置最深，面积最大，主要容纳小脑、脑桥和延髓。底由蝶骨、颞骨及枕骨构成。窝底中央为枕骨大孔，为颅腔与椎管相接处，枕骨大孔前为斜坡，承托脑干；枕骨大孔的前外缘有舌下神经管，为舌下神经出颅的部位；孔的后方为枕外隆凸。

第二节 头颅部的软组织、血管及神经

一、头颅部的软组织

头皮针的主要施术部位是被覆在头颅部的软组织，按位置可分为额顶枕部和颞部。

额顶枕部范围：前至眶上缘，后至枕外隆凸和上项线，侧方至颞上线。

颞部范围：位于颅顶的两侧，上界为颞上线，下界为颧弓上缘。

1. 额顶枕部软组织

额顶枕部软组织由浅入深分为5个层次，即皮肤、浅筋膜（皮下组织）、帽状腱膜及颅顶肌（额、枕肌）、腱膜下疏松结缔组织、颅骨外膜，其中前3层紧密结合，难以将其各自分开，称为"头皮"，后两层连接疏松，较易分离。

（1）皮肤：厚且致密，有皮脂腺、汗腺、淋巴、血管、毛囊和头发，易发疖肿及皮脂腺囊肿；血管丰富，外伤时易致出血，但创口愈合较快。

（2）浅筋膜：由致密结缔组织和脂肪组织构成，并以许多结缔组织小梁使皮肤与帽状腱膜紧密连接，将脂肪分隔成无数小格。浅筋膜常有以下2个特点：①纤维隔间含有脂肪、血管、神经和淋巴管，故此层在受感染或外伤出血时，易形成局部肿胀。②外伤引起血管断裂时，血管不能自行收缩造成出血较多，故应及时止血。

（3）帽状腱膜：白色坚韧的膜状结构，当帽状腱膜发生横断伤时，由于额、枕肌的收缩而致伤口裂开，故手术时需缝合，这样利于裂口的止血和愈合。

（4）腱膜下疏松结缔组织（腱膜下间隙）：为一薄层结缔组织，

临床上称此层为颅顶的"危险区"。该软组织的特点有：①此层疏松，外伤时易与骨膜分离，引起头皮撕脱；②此层内积血或积脓时，可蔓延至整个颅顶；③此层内有导血管，将颅内的硬脑膜窦与颅外的浅静脉相连，因此头皮或腱膜下间隙的感染可引起颅内感染。

（5）颅骨外膜：为一层薄而致密的结缔组织膜，与颅骨外表面相连、易分离，与颅缝结合紧密，因此骨膜下血肿常局限于某一块颅骨的范围内、不向四周扩散，借此可与腱膜下积脓（液）相区别。

2. 颞区软组织

颞区软组织由浅入深分亦为5层，即皮肤、浅筋膜、颞筋膜、颞肌和颅骨外膜。

（1）皮肤：较额顶枕区稍薄、移动性较大，有利于切口缝合，愈合后的瘢痕不明显。

（2）浅筋膜：前部较薄、后部较厚，此层脂肪较少。

（3）颞筋膜：覆盖在颞肌表面，可分为浅层与深层两部分。浅层为颅顶帽状腱膜向颞区延续而来的薄膜；深层为致密结缔组织，起自上颞线、覆盖整个颞肌。

（4）颞肌：居颞筋膜深层深面，对脑膜和脑组织起到足够的保护作用。

（5）颅骨外膜：较薄，紧贴颞骨表面、剥离困难，故此区很少发生骨膜下血肿。

二、颅顶部的血管、神经

颅顶部的血管、神经均位于浅筋膜内，按其位置可分为前组、外侧组和后组三组。

（1）前组：包括内、外侧两组，内侧组距正中线2cm处，有滑车上动、静脉及滑车上神经；外侧组距正中线约2.5cm处，有眶上动静脉和眶上神经。滑车上动脉和眶上动脉都是眼动脉的分支，前者由额切迹至额部，后者经眶上孔（切迹）到达额部。滑车上神经和眶上神经都是三叉神经眼神经的分支，三叉神经痛患者可在眶上缘内、中1/3交界处出现压痛。

（2）外侧组：包括耳前和耳后两组。耳前组有颞浅动、静脉及其伴行的耳颞神经；耳后组包括耳后动、静脉及枕小神经。

（3）后组：枕动脉和枕大神经分布于枕部。枕大神经为第二颈神经的后支，穿过项深部肌群后，于上项线平面距正中线2cm处穿斜方肌腱膜，然后和枕动脉伴行，走向颅顶。封闭枕大神经可于枕外隆凸下方一横指处向两侧约2cm处进行。

颅顶部的血管和神经见图4所示。

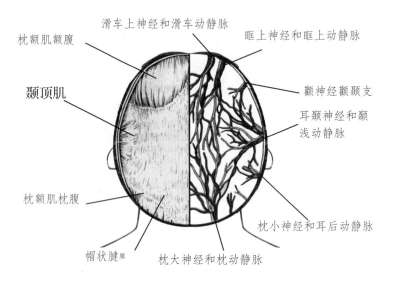

图4 颅顶部的血管、神经

第三节 头部的体表标志及投影

一、头部的体表标志

（1）眉弓：位于额骨眶上缘上方，额结节下方的弓形隆起，此处皮肤表面长有眉毛，眉弓适对大脑额叶的下缘，内侧份的深面有额窦。

（2）额结节：为额骨外面最突出部，位于眉弓上方约5cm处，深面适对大脑额中回。

（3）眶上切迹：即眶上孔，位于眶上缘的内、中1/3交界处，距正中线约2.5cm，眶上血管和神经由此通过。用力按压时，可引起明显疼痛。

（4）眶下孔：位于眶下缘中点的下方约0.8cm处，眶下血管和神经由此通过。此处可进行眶下神经阻滞麻醉。

（5）前囟点：又称额顶点或冠矢点，为冠状缝与矢状缝相交点，是新生儿前囟所在，1~2岁时闭合。临床上可根据前囟的膨出或凹陷，判断颅内压的高低。

（6）人字点：又称顶枕点，为矢状缝的后端和人字缝的交点处。新生儿后囟位于此点，出生后3~6个月即闭合。患佝偻病和脑积水时，前后囟均闭合较晚。

（7）颧弓：由颧骨的颞突和颞骨的颧突共同构成，位于眶下缘与枕外隆凸之间的水平连线上。颧弓上缘相当于大脑半球颞叶前端的下缘。

（8）乳突：位于耳垂后下方，乳突后部的内面为乙状窦沟，容纳乙状窦，乳突根部前方有茎乳孔，面神经由此出颅。行乳突根治术时，应防止损伤乙状窦和面神经。

（9）翼点：位于颧弓中点上方约两横指（3.8cm）处，为额骨、顶骨、蝶骨、颞骨相汇合处，多数呈H形，少数呈N形。翼点内面有脑膜中动脉前支经过，此处遭受暴力打击时，骨折碎片可伤及此动脉，形成硬膜外血肿。

（10）枕外隆凸：位于头颈部交界处，枕骨外面正中的最突出的隆起，其内面为窦汇。枕外隆凸的下方有枕骨导血管，颅内压增高时枕骨导血管常扩张。

（11）上项线：是枕外隆凸向两侧延伸至乳突的骨嵴，内面与横窦平齐。

二、颅内重要结构的体表投影

1. 脑膜中动脉和大脑半球背侧面的体表投影的标线

为了判定脑膜中动脉和大脑半球背外侧面主要沟回的体表投影，可先确定以下6条标线：

（1）下水平线：自眶下缘至外耳门上缘的连线。

（2）上水平线：自眶上缘向后作与下水平线相平行的线。

（3）矢状线：眉间至枕外隆凸的连线。

（4）前垂直线：经颧弓中点作与上、下水平线相垂直的线。

（5）中垂直线：经下颌骨髁突中点向上作与前垂直线平行的线。

（6）后垂直线：经乳突根部后缘作与前、中垂直线都平行的线。

2. 脑沟与脑回在体表投影

（1）大脑纵裂：从眉间到枕外隆凸的连线。

（2）中央沟：在前垂直线和上水平线的交点与后垂直线和矢状线交点的连线上，相当于后垂直线与中垂直线之间的一段。中央沟位于冠状缝的后方约两横指处，且与冠状缝平行，其上端在鼻根与枕外隆凸连线中点后方1cm处。

（3）中央前回：位于中央沟投影线的前1.5 cm的范围内。

（4）中央后回：位于中央沟投影线的后1.5 cm的范围内。

（5）外侧沟：其后支位于中央沟投影线与上水平线交点的等分线上，前端起于翼点，沿颞骨鳞部上缘的前份向后，终于顶结节下方不远处。

（6）脑膜中动脉：本干位于前垂直线与下水平线交点，前支通过前垂直线与上水平线的交点，后支通过后垂直线与上水平线的交点。

（7）大脑下缘：为鼻根中点上方1.25cm处开始向外，沿眶上缘向后，经颧弓上缘、外耳门上缘至枕外隆凸的连线。

（8）运动性语言中枢：通常位于左侧大脑半球额下回后部的运动性语言中枢，其投影区位于前垂直线与上水平线交点稍上方。

3. 脑叶的体表投影

（1）额叶：位于中央沟的前方和大脑外侧裂的上方，额叶下面贴于眶顶而与眶缘平面相当。

（2）顶叶：位于枕叶前方及中央沟后方。

（3）枕叶：顶枕沟下端至外耳道后方所作假象连线的后方。

（4）颞叶：位于外侧沟下方和由顶枕沟下端至外耳道后方所作假象连线的前方，颞叶前部平颧弓上缘，几乎达眶下缘与外耳道上缘之间的连线水平。

（5）脑干：中脑位于小脑幕切迹处，脑桥、延髓和小脑位于后颅窝内，中脑和脑桥的分界线可平外耳道上方2.5cm画一条线表示，脑桥和延髓的分解可平外耳道上缘画一条线表示，约与鼻咽部的顶在同一平面，枕骨大孔及延髓与脊髓的交界处相当于硬腭平面。

第五章

岭南头皮针

第一节 岭南头皮针的形成与发展

岭南古为百越之一，所谓岭南是指五岭之南，五岭由越城岭、都庞岭、萌渚岭、骑田岭、大庾岭五座山组成。大体分布在广西东部至广东东部和湖南、江西等省区交界处。广东、广西是岭南文化发源地。岭南地区的经济文化核心在珠江三角洲，因此当今研究者习惯把广东称为"岭南"。岭南地理环境、气候特殊，人文民俗、饮食习惯与中原均有所区别，经过久远的历史发展形成了具有地域特色的岭南医学，而其中的针灸学部分也同时被赋予了岭南特色。

岭南针灸学源于中原医学，魏晋战乱时代，中原人士南迁，将针灸学带入岭南，并逐步与岭南文化融合发展。至宋元时期，积累了大量临床经验，奠定了理论基础。岭南针灸学在明清时期发展迅速，出版了不少针灸专著，如叶广祚的《采艾编》、叶茶山的《采艾编翼》、"南海明珠"何梦瑶的《针灸吹云集》等，同时，针灸治病理论及治疗方法均有创新，并已基本上形成了擅于运用灸法、擅治岭南多发病、特发病等特色。民国时期岭南针灸学继续发展，不少医家受西医理论的影响，开始走中西医结合的道路。曾天治著有《科学针灸治疗学》一书，该书第1次提出针灸的科学研究问题。新中国成立后，涌现了一批著名的岭南针灸医家，如司徒铃、靳瑞、黄建业、陈全新、黄鼎坚等，并形成了不同的学术特色，如靳三针、陈氏针法等。随着岭南针灸各种特色疗法的发展，岭南头皮针也应运而生。

岭南头皮针源自晋代。据晋代《肘后备急方》记载，岭南名医葛洪通过针灸百会、人中、承浆等头面部穴位救治"卒中恶死""卒客忤死"等急症。19世纪末，岭南名医张家维教授的祖父张宗海在广东阳江地区行医，根据葛洪等前人使用头面部穴位的经验，以针灸百会、风池等头部穴位治疗眩晕、失眠等病症，疗效显著。新中国成立以后，党和政府高度重视针灸，岭南头皮针得以被广泛使用。20世纪70年代，张家维教授在总结其祖父善用头部穴位治疗疾病的经验基础上，提出通过观察头皮部色泽变化判断疾病，用刺激头皮部的方法治疗疾患的皮部理论，并以浅刺皮部、快速、无痛为特点的双指飞针手法治疗小儿脑瘫、癫痫、面肌痉挛等头面部疾病。20世纪90年代，靳瑞教授根据前人及自己的临床经验，以三针一组，选取头部穴位，独创"颞三针""脑三针""智三针"治疗自闭症、多动症、痴呆等神志病。

　　21世纪初，秦敏教授拜师张家维教授，在传统针灸、经络理论的基础上，汲取前辈善用头皮针治疗疾病的经验，同时融贯导师张家维教授皮部理论飞针疗法，发展并提出以"理、法、方、术"四大组成要素为依据的岭南头皮针。以针灸的整体观念为理，用头皮针治疗包括中风病、失眠、焦虑、抑郁、面瘫、小儿脑瘫等全身疾病；根据任督二脉交汇于头的特点，以打通任督二脉为治法；根据金元四大家之一朱丹溪善用引经药治疗头痛的启发，并结合经络循行以及自己多年的临床经验，将头部划分为厥阴、阳明、少阳、太阳四个治疗区，以"三针"为一组进行辨证施治；岭南头皮针在进针的角度、速度和旋转频率上较其他头皮针有明显改进，在导师张家维教授飞针手法的基础上，改良出具有无痛、快速、高效、安全、灵巧等特点的岭南飞针疗法。包括注射式、飞行旋转式和指压式飞针手法。

第二节　岭南头皮针要素

一、岭南头皮针之理——整体观念

中医整体观念认为，人体是由五脏六腑和全身组织、器官所组成的。每个脏腑、组织和器官均有其各自的生理功能，而这些不同的功能又都是人体整体活动的一个组成部分，这就决定了人体内部的统一性。也就是说，人体各个组成部分之间，在结构上是不可分割的，在生理上是相互联系、相互支持而又相互制约的，在病理上也是相互影响的。人体的这种统一性，是以五脏为中心，配以六腑，通过经络系统"内属于腑脏，外络于肢节"的作用而实现的。五脏是代表着整个人体的五个系统，人体所有器官都可以包括在这个系统之中。人体以五脏为中心，通过经络系统，把六腑、五体、五官、九窍、四肢百骸等全身组织器官联系成有机的整体，并通过精、气、血、津液的作用，完成机体统一的功能活动。

由于躯体状况与精神活动密切相关，因此中医整体观念强调"形神合一"，形即形体，神指人的精神意识、思维以及生命活动的外在表现，中医特别强调精神、心理状态对生命活动的影响，提出"形恃神以立，神须形以存""情志与五脏相关"的理论，说明了形体与精神的统一。良好的精神状态有利于机体的生理活动，并能增进健康长寿，不良的精神刺激和心理状态则可致病。"怒伤肝""喜伤心""思伤脾""忧伤肺""恐伤肾"。形神统一观，不仅说明疾病发生的原因，在防病养生，延年益寿等方面也具有重要价值。《素问·上古在真论》曰："恬淡虚无，真气从之，精神内守，病安从来""知道者，法于阴阳，和于术数，食欲有节，起居有常，不妄作劳。故能形与神俱，而尽终其天年，度百岁乃去。"而临床上，患者在进行治疗后，往往会因为担心自己疾病的发展情况产生恐惧、紧张等心理因素，护理人员需对患者进行疏导并稳定情绪，这样会有助于患者康复。此原理则是根据中医的七情所致而来。在治疗由情志所导致的疾病中，一方面要控制疾病的症状，另一方面要根据其致病之"情"而施治。如失眠可因过怒出现肝阳上亢证，思虑过度可致心脾两虚证，惊恐过度可致心肾不交证，同一种疾病，不同的病证有不同治疗方案。在治疗情志所病时，根据形神合一的整体观念可治病根，提高疗效。

中医学认为，人体的正气是先天带来的，后天的水谷精微对其不断滋养，而在正气里面，胃气属于五脏之本，胃气的强弱会直接影响正气的存亡盛衰。因此急慢性疾病的治疗都应该以胃气为主。中医有说到"苦寒伤胃，辛燥伤胃阴"。因此，在对患者进行治疗时，要注意苦寒、辛燥药物的用量，防止用药过度损伤胃气。

在中医整体观念指导下，人体正常的生理活动一方面依靠各脏腑组织发挥自己的功能作用，另一方面则要靠脏腑组织之间相辅相成的协同作用和相反相成的制约作用，才能维持其生理上的平衡。每个脏腑都有其各自不同的功能，但又是在整体活动下的分工合作、有机配合，这就是人体局部与整体的统一。

在认识和分析疾病的病理状况时，中医学也是首先从整体出发，将重点放在局部病变引起的整体病理变化上，并把局部病理变化与整体病理反应统一起来。一般来说，人体某一局部的病理变化，往往与全身的脏腑、气血、阴阳的盛衰有关。由于脏腑、组织和器官在生理、病理上的相互联系和相互影响，因而就决定了在诊治疾病时，可以通过面色、形体、舌象、脉象等外在的变化，来了解和判断其内在的病变，以做出正确的诊断，从而进行适当的治疗。

岭南头皮针是在中医整体观念的指导下，根据《素问·阴阳应象大论》中"善用针者，从阴引阳，从阳引阴；以右治左，以左治右"及《灵枢·终始》中"病在上者下取之，病在下者高取之"的整体理论来确立针灸思想。中医认为针灸不是简单的头痛针头，脚痛针脚，而要在整体观念指导下确定针灸整体治疗的原则。认为人之所以生病，主要原因是经络阻滞、气血不通。针灸治病正如治水患用锹铲疏浚河道，治疾病则可用"毫针"疏通经络、调和气血。治理河流水患和治疗人体疾病乍看相差甚远，但二者所遵循自然法则相同。治水不能只疏通河道的局部堵塞，而要追溯源头，中医扎针亦要找准疾病的源头，从整体观出发，并非简单的选取疾病周围穴位。如在临床上，头痛作为临床上的常见病，一般的治疗大多是给予一些止痛药物，或局部推拿、按摩、针刺治疗，未根据脏腑和经络辨证施治，所以往往导致病情的反复性发作。

用中医整体观念来辨证，头痛的治疗首先要找准头痛的位置及经络，头部前面为阳明经，而头部的两侧则是少阳经的循行部位，而头顶和后颈是属于太阳经循行部位，如果按照循行部位并且进行分经用药，效果非常显著。因此在治疗局部病变时，运用中医的整体观念可以提高临床的治疗效果，进一步推动医学的发展。

二、岭南头皮针之法——打通任督二脉

脑为元神之府，是神、魂、魄、意、志的汇集之所，机体所有的记忆、情感、意志、思维和精神都受到大脑的统帅。脑与全身各部均有显著相关性，而十四经脉气血的荣养、输注、运行皆与大脑功能密切相关。大脑可以通过十四经脉气血联系全身四肢百骸，而十二正经和奇经八脉皆为人体气血运行的通道，五脏六腑之气血可通过这些通道上输于脑，借助大脑功能，荣养全身。手三阴经由胸走手，手三阳经由手走头，足三阴经由足走胸腹，足三阳经由头走足，且手足三阴经脉通过经别上达面部，与任督二脉相交。由此可见，"脑为髓之海，凡太阳经入络于脑，故五谷之精津，合而为膏者，内渗于骨空，补益于脑髓。"大脑是精神意识思维的物质基础，诸阳之会，脏腑之阳和十二经之阳均汇聚于脑，大脑掌管人体思维、意识活动及脏腑、肢节功能，促进精神和形体健康。

任脉为奇经八脉之一，最早见于《黄帝内经》中："二七而天癸至，任脉通，太冲脉盛，月事以时下，故有子"。《奇经八脉考》关于任脉的记载："上颐，循承浆，与手足阳明、督脉会。"督脉也是奇经八脉之一，《灵枢·本输》中记载："颈中央之脉，督脉也。"督脉与大脑直接相连，最早记载于《难经·二十八难》："督脉者，起于下极之俞……入属于脑。"任脉起于胞中（中极之下），行身前，精、血、阴、津皆输注于内，而上通于脑，为阴脉之海，在承泣与督脉相交。督脉起源于胞中（下极之腧长强），向下出于会阴部，向后巡巧于后背正中，向上到脑后（风府），循脊入脑，上巅，循额，至鼻柱止于龈交，

主阳主气，为阳脉之海。督脉的分支也"上入络脑"，可知督脉主干与分支的循行与大脑密切相关。《奇经八脉考》有云："任督二脉，人身之子午也，乃丹家阳火阴符，升降之道，坎水离火。"任督二脉上连于脑（神明之府），下贯十二经脉，阴升阳降，充养脑府清窍，达到醒脑开窍之功。

任脉巡行于人体前正中线，主妊娠，调阴经。其生理功能包括两个方面：①统帅诸阴经。任脉与足三阴经交于关元和中极，与足太阴脾经交于下脘，与足厥阴肝经交于曲骨，与手太阴肺经交于列缺，与阴维脉交于天突和廉泉等，可以调节所有阴经的经气，被称为"阴脉之海"。②主胞胎。任脉与女子经血来潮及妊娠和生殖功能密切相关。任脉通则女子经血如期而至，血液充足则可孕育、养胎。《太平圣惠方·卷一》有云："夫任者妊也，此是人生生养之本。"形象表达了任脉的妊娠之功效。

督脉巡行于人体后正中线，总督全身阳经气血。其生理功能包括两个方面：①总督诸阳经。调节阳经经气。督脉与全身阳经都有联系，与手、足三阳经相交于大椎，与足太阳膀胱经交于脑户和百会，与阳维脉相交于哑门和风府。因其可总督和调节全身阳经，又被称为"阳脉之海"。②调节肾功能和脑髓。肾为先天之本，督脉络肾，因此督脉经穴亦可用于治疗肾虚所致各病。督脉巡行脊里，入络于脑，与脑髓密切相关，可治疗厥证和项背强急等。

在针灸治疗疾病过程中，任督二脉发挥重要作用。督脉可统摄一身阳气，而任脉可调节全身阴气，二脉经穴联合使用具有显著疗效的最早记载见于《奇经八脉考》："任督二脉，人身之子午也，乃丹家阳火阴符，升降之道，坎水离火。"由此可见，针刺任督二脉可以达到调阴阳、调气机、补元气、益肾阳等功效，达到调节全身各器官组织功能的目的。《景岳全书》中云"善补阳者，必于阴中求阳，则阳得阴助而生化无穷"，进一步证明了任督二脉联合的重要性。任脉、督脉穴位联合使用犹如阴阳相抱，阴平阳秘，相互补充，对调节全身机能具有重要作用。同时任督二脉是气之根本，所谓打通，其实是回归根本。调理统摄全身阴阳气血的任督二脉尤其重要，且头部是任督二脉的交汇处，可以通过岭南头皮针疗法使后天精气充实起来，并使之重返先天精气，从而达到贯通任督二脉，防病祛病，延年益寿的目的。

三、岭南头皮针之方——四大治疗区

岭南头皮针以《素问·脉要精微论》中"头者，精明之府"为理论依据，通过针刺人体头皮下（帽状腱膜下层）组织中的特定刺激点（区、带、腧穴）治疗相关疾病。同时，秦敏教授根据金元四大家之一的朱丹溪善用引经药治疗头痛的经验，并结合经络循行以及自己多年的临床经验，将头部划分为厥阴、阳明、少阳、太阳四个治疗区，以"三针"为一组进行辨证施治，治疗相关脏腑及经络病症。我们深知《伤寒论》六经源于《黄帝内经》六经理论，但又不能完全以《黄帝内经》六经理论来解释《伤寒论》六经，也不赞成《伤寒论》六经与《黄帝内经》六经截然分开。目前针灸流派中，多以十二经络理论指导临床，往往忽略了中医经方流派——伤寒论理论指导针灸临床运用。岭南头皮针不仅传承了传统针刺理论，还结合经方思想指导针灸临床。因此四大治疗区的治疗范围相对传统更加广泛，更贴切于用中医辨证论治取穴的理念。其中厥阴区对应足厥阴肝经及手厥阴心包经，主要治疗心包、肝、胆、三焦相关疾病；阳明区对应足阳明胃经及手阳明大肠经，主要治疗胃、大肠、肺、脾相关疾病；少阳区对应足少阳胆经及手少阳三焦经，主要治疗胆、三焦、肝、心包相关疾病；太阳区对应足太阳膀胱经及手太阳小肠经，主要治疗膀胱、小肠、肾、心相关疾病。

（一）岭南头皮针的具体分区

1. 阳明区（见图5）

【依据】《灵枢·经脉》曰："起于鼻，交频中，出大迎，循颊车，上耳前，过客主人，循发际，至额颅。"

【应用】

（1）主要治疗胃、大肠经络疾病，兼治肺、脾经络相关疾病。《灵枢·经脉》曰："胃足阳明之脉，……是主血所生病者：狂疟，温淫，汗出，鼽衄，口喝，唇疹，颈肿，喉痹，大腹水肿，膝膑肿痛，循膺、乳、气街、股、伏兔、骭外廉、足跗上皆痛，中趾不用。气盛则身以前皆热，其有余于胃，则消谷善饥，溺色黄。气不足则身以前皆寒栗，胃中寒则胀满。""大肠手阳明之脉，……是主津所生病者：目黄口干，鼻衄，喉痹，肩前臑痛，大指次指不用。气有余则当脉所过者热肿，虚则寒栗不复。"

（2）治疗阳明病证及类证。《伤寒论》阳明病纲领性条文指出："阳明之为病，胃家实是也。"主要包括有热未成实之白虎汤类证、栀子豉汤类证及三黄泻心汤类证；热结成实者之燥屎热结、血热互结、水热互结等证，其中阳明病证中出现的烦热、热郁胸膈、心中懊侬、喜忘者等，现代医学多划分为"精神类"疾病，针刺阳明区可治疗诸多精神相关障碍。两阳相合为阳明，阳明之经气最为旺盛，为多气多血之经，针刺阳明区可达到调达全身气血之功效。临床常见的狂证、躁狂证，多与阳明病证有关，观其脉证，知犯何逆，随证刺之，即起到"犹拔刺也，犹雪污也，犹解结也，犹决闭也"效果。

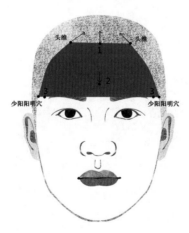

图5　阳明区

【穴位】

阳明1穴：位于两侧头维的连线的中点。

阳明2穴：印堂上1寸。

阳明3穴：眉梢至耳前鬓角发际前缘连线的中点。

【区域】

阳明区下缘：经过印堂至两耳前鬓角发际前缘的水平连线。

阳明区上缘：两侧头维的连线。

阳明区左缘：左侧头维沿发际与下缘交点的连线。

阳明区右缘：右侧头维沿发际与下缘交点的连线。

【穴组】

（1）阳明1组：双侧头维、阳明1穴。针刺时针尖皆朝向百会。

功效：宁神醒脑；熄风止痉；止痛明目；降逆平喘。

主治：头痛、眩晕、失眠，癫狂痫证，目痛，口痛，鼻渊，流泪，眼睑瞤动。

（2）阳明2组：阳明2穴、双侧阳明3穴。阳明2穴针刺时针尖朝向鼻尖。阳明3穴进针时直刺。

功效：镇静安神；明目通鼻；止痛舒络。

主治：头痛、头晕、失眠、惊风，目赤肿痛、目眩、视物不清，鼻渊、鼻衄、口眼㖞斜，腰痛，呃逆、呕吐。

2. 少阳区（见图6）

【依据】《灵枢·经脉》曰："起于目锐眦，上抵头角，下耳后。"

【应用】

（1）主要治疗三焦、胆经络疾病，也用于治疗肝及心包经络疾病。《灵枢·经脉》曰："三焦手少阳之脉……是主气所生病者：汗出，目锐眦痛，颊痛，耳后、肩、臑、肘、臂外皆痛，小指次指不用。""胆足少阳之脉，……是主骨所生病者：头痛，颔痛，目锐眦痛，缺盆中肿痛，腋下肿，马刀侠瘿，汗出振寒，疟，胸、胁、肋、髀、膝外至胫、绝骨、外踝前及诸节皆痛，小趾次趾不用。"

（2）治疗少阳病证及类证。《伤寒论》曰："少阳之为病，口苦，咽干，目眩也"，临床常用于少阳病本证及少阳病兼变证者。《灵枢·根结》亦提及"太阳为开,阳明为阖,少阳为枢",可知少阳为气机气化之枢纽,主导气机升降。其中,《黄帝内经》曰:"胆者,中正之官,决断出焉。""凡十一脏取决于胆",吴鞠通《医医病书》中论述:"盖胆为少阳,主升阳气之先,转输一身之阳气,本阳也。"故胆为调理脏腑之枢纽。此外,三焦为人体气化的枢纽,如《难经》曰:"三焦者,原气之别使也",《灵枢》曰:"上焦如雾,中焦如沤,下焦如渎",三焦为气机升降出入的通道和气化的场所。故临床气机升降异常者,针刺少阳区如同以小柴胡汤证"和法"治之,效如桴鼓,尤适用于更年期综合征、抑郁、焦虑、中风者。

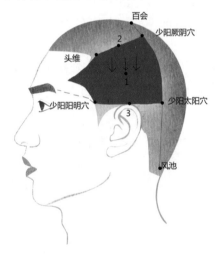

图6 少阳区

【特定穴】

少阳阳明穴:位于阳明区下缘与耳前鬓角发际的交点。

少阳厥阴穴:位于百会与风池的连线上,头维向后的弧形连线与之的交点。

少阳太阳穴:位于百会与风池的连线上,阳明区下缘与耳前鬓角发际交点向后的弧形连线与之的交点。

【穴位】

少阳1穴:少阳2穴和少阳3穴连线的中点

少阳2穴：耳尖直上，头维与少阳厥阴穴连线的交点。

少阳3穴：折耳郭向前，当耳尖直上入发际处。

【区域】

少阳区前缘：相当于阳明区左缘或右缘，即一侧头维沿发际与下缘交点的连线。

少阳区后缘：少阳厥阴穴至少阳太阳穴的弧形连线。

少阳区下缘：少阳阳明穴与少阳太阳穴的弧形连线。

少阳区上缘：头维至少阳厥阴穴的弧形连线。

【穴组】

（1）少阳1组：少阳1穴、少阳2穴、少阳3穴。平卧时针尖向后进针。

功效：平肝熄风；宁神止吐；清热散风；明目退翳。

主治：偏头痛，项强；眩晕；小儿急、慢惊风；颊肿，齿痛；目翳。

（2）少阳2组：少阳1穴及其前后旁开1寸的两穴，共3针。坐位时针尖向下进针。

功效：平肝熄风；宁神止吐；祛风定惊；消肿止痛。

主治：偏头痛，齿龈肿痛；眩晕；癫痫，惊恐；小儿急、慢惊风。

3. 厥阴区（见图7）

【依据】《灵枢·经脉》曰："上行出于额部，与督脉交汇于头顶。"

【应用】

（1）主要治疗心包经、肝经疾病，亦可治疗三焦经、胆经疾病。《灵枢·经脉》对其"所生病"论述："心主手厥阴心包络之脉，……是主脉所生病者：烦心，心痛掌中热。""肝足厥阴之脉，……是主肝所生病者：胸满，呕逆，飧泄，狐疝，遗溺，闭癃。"

（2）治疗厥阴病证及类证。《伤寒论》中对厥阴病论述："厥阴之为病，消渴，气上撞心，心中疼热，饥而不欲食，食则吐蛔。下之利不止。"辨证用于厥阴病寒热错杂证等，因此临床中所有辨证为寒热错杂证皆可应用厥阴区治疗。《素问·至真要大论》中言："帝曰：厥阴何也？岐伯曰：两阴交尽也。"厥阴为阴气发展最强盛，也是最后阶段，开始重新向阳的方面的转化，为阴阳气之交接阶段。李士懋曰："厥阴为阴尽阳生之腑"，阴尽之前是厥阴，阳生之后是少阳；阳气不能敷布条达，向内为厥阴，故成寒热错杂之象；能条达，则向外为少阳。少阳和厥阴互为表里，可以转化，故临床常见厥阴区和少阳区合治。

其中厥阴区治疗神志病的理论基础，与其脏腑生理功能密切有关，如"肝者，将军之官，谋虑出焉""膻中者，臣使之官，喜乐出焉。"

（3）治疗心之疾病。《素问·邪客》曰："心者，五脏六腑之大主也，精神之所舍也……心伤则神去，神去则死矣。故诸邪之在于心者，皆在于心之包络。包络者，心主之脉也。"心包常代心受邪，心有病治疗心包，故厥阴区亦可治疗心之疾病。

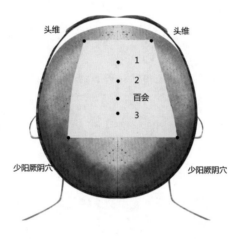

图7　厥阴区

【穴位】

厥阴1穴：位于头正中线上，百会前3寸。

厥阴2穴：位于头正中线上，百会前1.5寸。

厥阴3穴：位于头正中线上，百会后1.5寸。

【区域】

厥阴区前缘：两侧头维连线。

厥阴区后缘：双侧少阳厥阴穴的连线。

厥阴区左缘：相当于少阳区上缘，即左侧头维至少阳厥阴穴的弧形连线。

厥阴区右缘：相当于少阳区上缘，即右侧头维至少阳厥阴穴的弧形连线。

【穴组】

（1）厥阴1组：厥阴1穴及其左右旁开1.5寸两穴，共3针。

功效：安神醒脑；清热消肿；祛风明目；降逆。

主治：头痛、眩晕，癫痫，鼻塞，热病。

（2）厥阴2组：厥阴2穴及其左右旁开1.5寸的两穴，共3针。

功效：熄风醒脑；宁神镇痉；祛风通窍；利鼻。

主治：头痛，目眩；癫痫；中风偏瘫；鼻塞，鼻衄，鼻渊。

（3）厥阴3组：厥阴3穴及其左右旁开1.5寸的两穴，共3针。

功效：醒脑安神；熄风镇痉；明目；清心安神。

主治：头痛，眩晕；癫狂痫证；目视不明；耳鸣。

4. 太阳区（见图8）

【依据】《灵枢·经脉》曰："从巅入络脑，还出别下项。"

【应用】

（1）主要治疗膀胱、小肠经络疾病，亦治疗肾、心经络疾病。在《灵枢·经脉》中论述："膀胱足太阳之脉，……是主筋所生病者，痔，疟，狂癫疾，头囟项痛，目黄泪出，鼽衄，项、背、腰、尻、腘、踹、脚皆痛，小指不用。""小肠手太阳之脉，……是主液所生病者：耳聋、目黄，颊肿，颈、颔、肩、臑、肘、臂外后廉痛。"

（2）治疗太阳病证及类证。《伤寒论》曰："太阳之为病，脉浮，头项强痛而恶寒。"可用于治疗太阳病本证（太阳中风证、太阳伤寒证）及变证等。《灵枢·营卫生会》曰："太阴主内，太阳主外。"可知太阳主阳主表，且《素问·生气通天论》论曰："阳气者，若天与日，失其所，则折寿而不彰。故天运当以日光明。是故阳因而上，卫外者也。"太阳统营卫而主表，为一身之藩篱，外邪侵犯机体，太阳首当受之。故临床见一切疾病初起者皆可针刺太阳区。

　　此外，《素问·灵兰秘典论》曰："膀胱者，州都之官，津液藏焉，气化则能出矣。"太阳蓄水证亦为太阳病证之一，故膀胱气化行水不利者亦可针刺太阳区。如太阳蓄血证表现为"其人如狂"等精神方面表现，同样能用头皮针治疗。关键在于辨证论治，此类太阳病证诸多，不一一列举。临床中辨为太阳病证者，可选择太阳区针刺治疗。

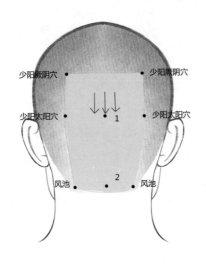

图8　太阳区

【穴位】

太阳1穴：双侧少阳太阳穴连线的中点。

太阳2穴：双侧风池连线的中点。

【区域】

太阳区上缘：双侧少阳厥阴穴的连线。

太阳区下缘：双侧风池沿着后发际的连线。

太阳区左缘：左侧少阳厥阴穴途经少阳太阳穴至风池的连线。

太阳区右缘：右侧少阳厥阴穴途经少阳太阳穴至风池的连线。

【穴组】

（1）太阳1组：太阳1穴及其左右旁开1.5寸的两穴，共3针。进针时针尖朝下。

功效：醒脑开窍；平肝熄风；祛风开窍；明目。

主治：头项痛，项强，眩晕；癫痫；目痛；鼻塞。

（2）太阳2组：太阳2穴及其左右风池，共3针。进针时直刺。

功效：平肝熄风；清热解表；清头明目；通关利窍。

主治：头痛、头重、眩晕、中风、口眼㖞斜、耳鸣、耳聋、失眠等风邪为患的病证；感冒、鼻塞、鼻渊、颈项强痛等外感病证；目赤肿痛、咽喉疼痛、衄衊等五官系统病证；癫痫；热病，疟疾。

四、岭南头皮针之术——岭南飞针疗法

秦敏教授通过对传统飞针疗法及其导师张家维教授飞针疗法的分析总结，在传统飞针手法的基础上，融贯张家维教授皮部理论的飞针疗法，改良出具有无痛、快速、高效、安全、灵巧等特点的岭南飞针疗法，分别是"一拍、二推、三旋转"的注射式，"一旋、二翻、三点头"的飞行旋转式，以及"一压、二提、三旋转"的指压式。20多年来，"岭南飞针疗法"一直广受岭南患者信赖，每日门诊量接近100人次，飞针团队治疗昏迷、中风等危重顽症年均超过万人次。岭南飞针疗法对中风病、颈肩腰腿痛、膝关节炎等常见病疗效显著，对小儿脑瘫、焦虑抑郁、顽固性失眠、面瘫等疑难杂症同样发挥了重要的作用，已成为目前岭南地区治疗疑难杂症的特色疗法，深受岭南患者的欢迎，备受同行赞许和喜用。有关岭南飞针疗法的学术文献早已在各大学术期刊发表，经临床统计数据比较，有效率均高于常规针刺疗法。同时，岭南飞针疗法也深受国内外中医学者喜爱，吸引了宁夏、上海、新疆、黑龙江、云南等全国各大省区和英国、美国、澳大利亚、加拿大、智利、墨西哥等20个国家和地区的一批又一批中医学者前来广东省第二中医院针灸康复科求学。秦敏教授作为中医药文化推广学者，由卫生部及文化部公派至美国、俄罗斯、澳大利亚推广中医药文化，多次到新加坡、马来西亚、加拿大进行国际交流。岭南飞针疗法在推广中医药文化走向世界

的过程中发挥了重要的作用，让更多外国学者了解到中医的特有魅力。

（一）岭南飞针疗法的作用特点

岭南飞针疗法由于其独特的进针过程和补泻手法，具有以下的功用特点：

（1）无痛：针刺时的"透皮"会给患者带来一定的疼痛，是直接影响针刺效果的原因之一，同时也是患者能否接受针灸治疗的关键。岭南飞针疗法的快速进针，可以减轻针透皮时的疼痛感而深受患者欢迎。

（2）快速：岭南飞针疗法在进针速度上明显快于一般的进针术，一方面减轻了进针的疼痛，另一方面也节省了针刺过程时间，提高了针刺效率。

（3）高效：在行针时，搓捻飞针疗法的有效力度较常规针法强，可使针刺感应增强和引气至病所，并能调整虚实状态。因此能取得较好的效果。

（4）安全：岭南飞针疗法可通过控制进针的力度来调整进针的深度，一般的力度只能进到皮下，而不会伤及内层组织，同时因为无菌的操作过程，可以避免感染的出现。

（5）灵巧：在进针时持针手并不需要接触患者穴位，且针刺过程如同鸟飞状，在视觉上有一个更加美观的效果，这也是被患者广泛认同的一个原因，可以提高患者的依从性。

（6）便捷：取头部穴位治疗全身疾病，不需脱衣物取穴，不仅可更好保护患者隐私，不易受天气变化影响，而且方便医生操作。

（二）岭南飞针疗法操作的关键

（1）要做好岭南飞针疗法，首先要"定神"，即医生及患者均要调整好身心状态，如呼吸均匀、心平气和等。另外医生要有一定的定力及手力，既要掌控针，又不能把针握持太紧，要做到人针合一，才能控制好入针的速度、角度、深度。

（2）岭南飞针疗法是四力合一：手指的挫力、手指的弹力、手腕的翻转力、手臂的挥动力，其中最关键的是手腕的翻转力。

（3）要熟悉头部及全身经络走行，穴位的定位要准确，并且要有一定的神经内科及解剖学基础。

（三）选择体位

根据疾病、证型，选择穴区、穴位，取得患者配合，采用坐位或卧位。一般以仰卧位为宜，操作方便，便于患者针刺过程中的神情变化，及时处理不适症状，亦是首次针灸、年老体弱者的首选体位。

（四）选择治疗部位

明确诊断，辨病辨证，以岭南头皮针、经络理论为指导，辨证选择疾病及其证型相应的穴区、穴位。施术前必须先检查头部皮肤、骨骼的状态等情况，避开局部感染、瘢痕、颅骨缺损、引流管等部位，以免引起严重并发症。

（五）具体操作方式

1. 注射式：简称"一拍、二推、三旋转"（见图9）

（1）消毒：找到准确刺激点或穴区后，严密消毒（包括医生双手消毒及穴区消毒）。

（2）持针：取1.5寸(40mm×0.3mm)规格针灸针，医生用右手的拇指、示指捏持针柄或针柄与针身交界处，中指抵住针身，并且将针身稍向下压，露出针尖约0.2～0.3寸（5～8mm），使针体与针刺部位呈10°～15°。

（3）"一拍"（图9a）：腕背屈后，突然手腕掌屈，靠刺手腕关节的力量（是一种柔和的力，回弹的力）将针拍进针刺部位（帽状腱膜下层）。

（4）"二推"（图9b）：随即三指持针向前推进，使进针1.2～1.5寸(30～40mm)（推进过程中中指要对针尖部有一定压力，以确保针身能进入帽状腱膜下层）。

（5）"三旋转"（图9c）：最后拇指向前、示指向后搓动针柄，使针顺时针旋转，旋转速度约为150转/分。必要时可在进针后用拇指、示指夹持针柄快速旋转，频率250～300次/分。

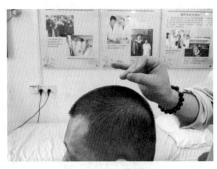

a. "一拍"

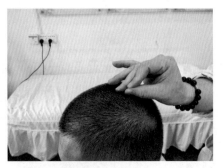

b. "二推"

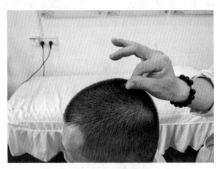

c. "三旋转"

图9　岭南飞针疗法注射式

2. 飞行旋转式：简称"一旋、二翻、三点头"（图10）

（1）消毒：找到准确刺激点或穴区后，严密消毒（包括医生双手消毒及穴区消毒）。

（2）持针：取1.5寸（40mm×0.3mm）规格针灸针，首先医生用右手的拇指、示指捏持针柄，中指抵住针柄与针身交界处，掌心向上。

（3）"一旋"（图10a）：拇指先向前捻转搓动少许，示指中指向后捻转搓动少许，使针始终处于旋转状态，且保持掌心向上。

（4）"二翻"（图10b）：随后前臂外展外旋，且保持拇指外展、示指与中指内收状态，突然挥动前臂，使前臂内收内旋，手腕迅速向下翻转，使掌心向下。

（5）"三点头"（图10c）：同时刺手的拇指内收，示指、中指同时相应外展，此时，针体便迅速转动（旋转速度约200转/分），当针处于快速旋转，并抵达穴位时，通过腕力、指力将旋转的针弹刺入穴内。

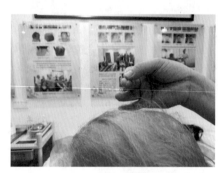
a. "一旋"

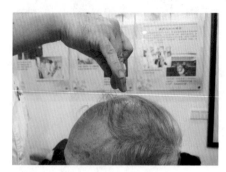
b. "二翻"

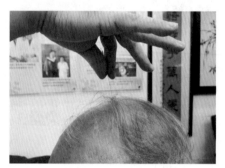
c. "三点头"

图10　岭南飞针疗法飞行旋转式

3. 指压式：简称"一压、二提、三旋转"（见图11）

（1）消毒：找到准确刺激点或穴区后，严密消毒（包括医生双手消毒及穴区消毒）。

（2）持针：取1.5寸（40mm×0.3mm）规格针灸针，医生用右手的拇指、示指捏持针柄，中指抵住针柄与针身交界处。

（3）"一压"（图11a）：然后拇指、示指用力将针压入穴位内。

（4）"二提"（图11b）：中指抵住穴旁皮肤，拇指、示指捏持针柄，将针向外提出0.2～0.3寸；

（5）"三旋转"（图11c）：最后拇指向前、示指向后搓动针柄，使针顺时针旋转，旋转速度约150转/分。

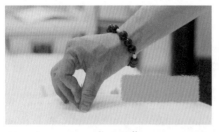
a. "一压"

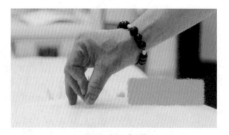
b. "二提"

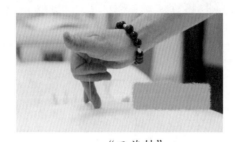
c. "三旋转"

图11 岭南飞针疗法指压式飞针术

（六）针刺手法

1. 快速捻转法

针刺到达所需深度后，刺手拇指、示指二指捏持针柄，保持针不上下移动，手指连续屈伸动作使针体旋转，捻转角度小，频率要求为200次/分以上，持续时间约1分钟，间隔5～10分钟行针1次。

2. 小幅度导气法

分为以向外抽为主的抽气法及以向内插为主的进气法，即小幅度提插法。

（1）抽气法：泻法。平刺进针至帽状腱膜下层，插入1寸，刺手拇指、示指紧捏针柄，压手按压进针处头皮以固定针体，用爆发力迅速将针向外抽提3次，然后缓慢将银针向内插入原处，以紧提慢按为主，始终保持针平卧。

（2）进气法：补法。平刺进针至帽状腱膜下层，插入1寸，刺手拇指、示指紧捏针柄，押手按压进针处头皮以固定针体，用爆发力迅速将银针向内插进3次，然后缓慢将针向外退回原处，以紧按慢提为主，始终保持针平卧。

（3）手法关键：幅度小，在1分范围内进行，保持针不转动。速度快，使用爆发力。行针持续时间约1分钟，间隔5～10分钟行针1次，共行针3次。以上方法可反复施行，每次行针0.5～1分钟。该手法特点是无频率要求，医生不容易疲劳，患者疼痛减少，可较快取得相应刺激效果。

3. 齐刺法

以针灸针3支，按头皮针分区内各穴组穴位连线为治疗线，于中点及左右两端点进针，按病证特点，同时用3针施行快速捻转手法或小幅度导气法。

（七）留针与出针

1. 留针

静置留针：留针过程中不施行任何手法，患者安静休息。

间歇行针：留针过程中，间歇反复施行手法，加强针刺刺激。间隔5～10分钟行针1次。

2. 出针

出针前先用刺手持针柄使针身松动，小幅度轻捻转，后押手固定穴区周围头皮，针体无紧滞感，快速出针。每处出针后均需快速用消毒干棉球按压针孔片刻，以防出血。出针后须再次检查针刺部位，以及时发现漏针、针孔再次出血等情况。

（八）头针的适应证与禁忌证

1. 适应证

颅脑、神志相关的疾病，如脑血管意外后遗症（中风偏瘫、中风失语、中风吞咽障碍等）、颅脑损伤、颅内感染后遗症、小儿脑瘫、注意力缺陷多动障碍、失眠、阿尔茨海默病、血管神经性痴呆、抑郁、癔症、舞蹈症、震颤麻痹等。其他疾病，如耳鸣、颈椎病、腰痛、头痛、面瘫、截瘫、精神性多尿、遗尿症等。

2. 禁忌证

禁忌部位：头部施行手术部位，局部颅骨缺损或颅骨修补术后处，局部留置引流管，局部严重感染或溃疡。

禁忌人群：脑出血急性期昏迷患者、病情未稳定者不宜用，孕妇不宜，婴儿颅骨骨化不全者不宜，高热、严重感染、心力衰竭者慎用。

（九）操作注意事项

（1）严格消毒，以防感染。

（2）头皮针刺激较强，医生必须注意观察患者表情，及时发现并处理晕针。

（3）尽量避开毛囊，减少患者痛苦，针下有抵抗感，或患者感觉刺痛明显时，应停止进针，可将针身往后退，后改变角度再进针。对头皮坚韧者，推进针体时可稍作捻转，以助推进。

（4）额、颞部头穴痛感较强，进针时嘱患者深吸气后憋气，可减轻进针痛感。

（5）针刺后可配合电针、艾灸、按摩等治疗手法。

（6）头部供血丰富，血管较多，针刺容易出血，出针后必须快速用干棉球按压针孔止血，一般按压针孔1~2分钟，使用抗凝药物等容易出血者，可适当延长按压时间，局部血肿瘀斑形成者，可予冷敷、药物外敷处理。

（7）留针要因人、因时及病情而定。体弱者留针时间适当减短，体壮者可适当延长，婴幼儿、躁动者、严重精神病患者等不能配合者，不宜留针。夏季留针宜短，冬季留针宜久。病情重、症状顽固者应久留针，病情轻、症状经治疗已消失者可以不留针或少留针。

（8）针刺前及留针期间嘱咐患者及家属注意安全，保持施针时的静息体位，不要碰触留置在头皮下的针，防止折针、弯针等不良情况。对需要长时间留针而又有严重心脑血管疾病者，必须加强监护，以免发生意外。

（十）异常情况的处理与预防

头皮针针刺治病是一种相对安全、有效的疗法，但由于操作不慎或犯禁忌，可能出现某种异常情况，针刺时应该密切观察患者变化，出现异常情况时必须立即进行有效处理。

1. 晕针

（1）现象：轻度晕针表现为精神疲倦，头晕目眩，恶心欲吐；重度晕针表现为心慌气短，面色苍白，出冷汗，脉象细弱，甚则神志昏迷，唇甲青紫，血压下降，二便失禁，脉微欲绝等症状。

（2）原因：多见于初次接受针刺治疗的患者，其他可因精神紧张、体质虚弱、劳累过度、饥饿空腹、大汗后、大泻后、大出血后等。也有因患者体位不当，施术者手法过重以及治疗室内空气闷热或寒冷等。

（3）处理方法：立即停止针刺，起出全部留针，扶持患者平卧；头部放低，松解衣带，注意保暖。轻者静卧片刻，给饮温水，即可恢复。如未能缓解者，用指掐或针刺急救穴，如人中、素髎、合谷、内关、足三里、涌泉、中冲等，也可灸百会、气海、关元、神阙等，必要时可配用现代急救措施。晕针缓解后，仍需适当休息。

（4）预防：对晕针要重视预防，如初次接受针治者，要做好解释工作，解除其恐惧心理。正确选取舒适持久的体位，尽量采用卧位。选穴宜少，手法要轻。当患者劳累、饥饿、大渴时，应嘱其休息、进食、饮水后，再予针治。针刺过程中，应随时注意观察患者的神态，询问针后情况，一有不适等晕针先兆，需及早采取处理措施。此外，注意室内空气流通，消除过热过冷因素。

2. 滞针

（1）现象：针在穴位内，运针时捻转不动，提插、出针均感困难。若勉强捻转、提插时，则患者感到疼痛。

（2）原因：患者精神紧张，针刺入后局部肌肉强烈挛缩；或因行针时捻转角度过大过快和持续单向捻转等，而致肌纤维缠绕针身所致。

（3）处理方法：嘱患者消除紧张，使局部肌肉放松；或延长留针时间，用循、摄、按、弹等手法，或在滞针附近加刺一针，以缓解局部肌肉紧张。如因单向捻针而致者，需反向将针捻回。

（4）预防：对精神紧张者，应先做好解释工作，消除顾虑。并注意行针手法，避免连续单向捻针。

3. 弯针

（1）现象：针柄改变了进针时刺入的方向和角度，使提插、捻转和出针均感困难，患者感到针处疼痛。

（2）原因：医生进针手法不熟练，用力过猛，以致针尖碰到坚硬组织；或因患者在针刺过程中变动了体位，或针柄受到某种外力碰压等。

（3）处理方法：出现弯针后，就不能再行手法。如针身轻度弯曲，可慢慢将针退出；若弯曲角度过大，应顺着弯曲方向将针退出。因患者体位改变所致者，应嘱患者慢慢恢复原来体位，使局部肌肉放松后，再慢慢退针。遇有弯针现象时，切忌强拔针、猛退针。

（4）预防：医生进针手法要熟练，指力要轻巧。患者的体位要选择恰当，并嘱其不要随意变动。注意针刺部位和针柄不能受外力碰压。

4. 断针

（1）现象：针身折断，残端留于患者腧穴内。

（2）原因：针具质量欠佳，针身或针根有损伤剥蚀。针刺时针身全部刺入腧穴内，行针时强力提插、捻转，局部肌肉猛烈挛缩。患者体位改变，或弯针、滞针未及时正确处理等所致。

（3）处理方法：嘱患者不要紧张、乱动，以防断针陷入深层。如残端显露，可用手指或镊子取出。若断端与皮肤相平，可用手指挤压针孔两旁，使断针暴露体外，用镊子取出。如断针完全没入皮内、肌肉内，应在X线下定位，用手术取出。

（4）预防：应仔细检查针具质量，不合要求者应剔除不用。进针、行针时，动作宜轻巧，不可强力猛刺。针刺入穴位后，嘱患者不要任意变动体位。针刺时针身不宜全部刺入。遇有滞针、弯针现象时，应及时正确处理。

5. 血肿

（1）原因：针刺时误伤血管，起针时没有及时按压。

（2）现象：出针后，局部肿胀疼痛，皮肤呈青紫色。

（3）处理方法：轻度血肿，一般不必处理，可自行消退。若局部疼痛较剧，肿胀明显者，先做冷敷或加压止血，血止后再做热敷以促使局部瘀血消散。

（4）预防：避开血管针刺，出针时立即用消毒干棉球按压针孔。

6. 针后异常感

（1）现象：出针后，患者不能挪动体位，或重、麻、胀的感觉过强，或原有症状加重，或针孔出血，或针处皮肤青紫、结节等。

（2）原因：肢体不能挪动，可能是有针遗留，针未完全拔出，或体位不当，致肢体活动受限；对针感过于重、麻、胀者，多半是行针时手法过重，或留针时间过长有关；原有病情加重，多因手法与病情相悖，即"补泻反，病益笃"之由；局部出血、青紫、硬结出现者，都因刺伤血管所致，个别可能由凝血功能障碍引起。

（3）处理方法：如有遗留未出之针，应随即起针，起针后让患者休息片刻、不要急于离开；对原病加重者，应查明原因，调整治则和手法，另行针治；局部出血、青紫者，可用棉球按压和按摩片刻；如因内出血青紫块较明显者，应先做冷敷以防继续出血，再行热敷，使局部瘀血消散。

（4）预防：退针后清点针数，避免遗漏。行针手法要柔和适度，避免手法过强和留针过久。临诊时要认真辨证施治，处方选穴精炼，补泻手法适度。要仔细查询有无出血病史，对男性患者，要注意排除血友病。要熟悉浅表解剖知识，避免刺伤血管。

7. 刺伤脑脊髓

（1）症状：如误伤延髓时，可出现头痛、恶心、呕吐、呼吸困难、休克和神志昏迷等。如刺伤脊髓，可出现触电样感觉向肢端放射，甚至引起暂时性肢体瘫痪，有时可危及生命。

（2）原因：脑脊髓是中枢神经统帅周身各种机体组织的总枢纽、总通道，而它的表层分布有督脉和华佗夹脊穴等一些重要腧穴，如风府、哑门、大椎、风池以及背部正中线第1腰椎以上棘突间腧穴。若针刺过深，或针刺方向、角度不当，均可伤及，造成严重后果。

（3）处理方法：当出现上述症状时，应及时出针。轻者，需安静休息，经过一段时间后，可自行恢复。重者则应结合有关科室如神经外科等，及时进行抢救。

（4）预防：凡针刺督脉腧穴——第12胸椎以上及华佗夹脊穴，都要认真掌握针刺深度、方向和角度。如针刺风府、哑门，针尖方向不可上斜，不可过深；悬枢以上的督脉腧穴及华佗夹脊穴，均不可深刺。上述腧穴在行针时只宜捻转手法，避免提插手法，禁用捣刺手法。

8. 蛛网膜下腔出血

（1）症状：针刺后颈部穴位时，患者突然感到"电击样"全身触电感，随即出现头疼、头晕，脸色苍白，冷汗，恶心呕吐，并有不同程度的意识障碍。

（2）原因：针刺头颈处穴区时，针刺伤软膜蛛网膜下隙中的血管时即为蛛网膜下腔出血。针刺如风府、哑门、安眠等穴位时，若针刺过深，或针刺方向、角度不当，均可伤及，造成严重后果。

（3）处理方法：当出现上述症状时，应立即出针，患者住院观察，绝对卧床4周以上，保持安静，尽量不搬动患者。应用中西药物止血，控制脑水肿。重者则应结合有关科室如神经外科等，进行及时手术抢救治疗。

（4）预防：注意针刺方向和深度，如翳明、安眠。注意针刺后手法，轻柔捻转、小幅度提插，严禁大幅度提插。深刺者，过程中患者出现全身触电感或眼前闪亮感时，立即出针，密切观察患者的症状、体征，若枕部疼痛者，需要进一步检查，排查危险情况。

第三节 岭南头皮针与传统头皮针的比较

传统头皮针是按西医学头颅解剖部位分区，取穴较少，单针为主，多用1寸（25mm）针45°斜刺，进针0.5~0.8寸（12~20mm），并且对进针手法没有要求；岭南头皮针是中医经络走行、功能主治分区，取穴较多，三针为一组，使用1.5寸（40mm）针15°斜刺，进针1.2～1.5寸（30～40mm），并且采用岭南飞针疗法，深度大，一针透三穴，可以同时激发多条经络。岭南头皮针与传统头皮针的具体差别见表1。

表1　岭南头皮针与传统头皮针的区别

	传统头皮针	岭南头皮针
针刺特点	手法固定（手指搓力及压力）	手法多样（手腕的翻转力）并根据不同疾病、不同证型选取相应的飞针手法
分区	按西医头颅解剖部位分区	按中医经络走行、功能主治分区
取穴数量	取穴少，单针	取穴多，三针一组
针刺手法	旋转、弹刺	旋转、拍、推、压、提，切割电、磁场的过程
针刺深度	0.5～0.8寸（12～20mm）	1.2～1.5寸（30～40mm）
进针角度	45°	15°～30°

岭南头皮针尤善治疗小儿脑瘫。小儿脑瘫归属于中医"五迟""五软"等范畴。小儿脑瘫病位在脑，以全身脏腑气血功能不足为病机，岭南头皮针通过针刺头部相应区、带、腧穴，在疏通头部经络的同时，打通任督二脉，调理全身气血，从源头上根治疾病。同时岭南头皮针采用独有的飞针术，进针角度更小，深度更深，并且采用多针围刺，不但增强了刺激量，还可通过针刺局部经穴，联络经脉，起到通行气血、沟通表里、调动正气，激发脏腑功能的作用。

第六章

病案

第一节 原发性痛经

痛经是指行经前后或月经期出现下腹疼痛、坠胀，伴腰酸或其他不适，甚至剧痛晕厥。该病最早记载于张仲景《金匮要略·妇人杂病脉证并治》篇中，"带下，经水不利，少腹满痛，经一月再见"，属中医"经行腹痛"范畴。西医学把痛经分为原发性痛经和继发性痛经，前者又称功能性痛经，是指生殖器官无明显器质性病变者，后者多继发于生殖器官的某些器质性病变，如盆腔子宫内膜异位症、子宫腺肌病、慢性盆腔炎等。原发性痛经是其中的一大类，指生殖器官无器质性病变的痛经，多见于青春期少女或未生育的年轻妇女，多在月经初潮后不久便出现周期性腹痛。疼痛，尤其是程度严重时往往影响患者的生活和工作，因此重视痛经的治疗十分必要。

【病因病机】

痛经多由情志不调，肝气郁结，血行受阻；或经期受寒饮冷，坐卧湿地，冒雨涉水，寒湿之邪客于胞宫，气血运行不畅所致；或由脾胃素虚，或大病久病，气血虚弱；或禀赋素虚，肝肾不足，精血亏虚，加之行经之后精血更虚，胞脉失养而引起。

【辨证】

主症 经期或行经前后下腹部疼痛，历时数小时，甚则2~3天，疼痛剧烈时患者脸色发白，出冷汗，全身无力，四肢厥冷，或伴有恶心、呕吐、腹泻、尿频、头痛等症状。

兼见腹痛多在经前或经期，疼痛剧烈，拒按，色紫红或紫黑，有血块，下血块后疼痛缓解，属实证。

经前伴有乳房胀痛，舌有瘀斑，脉细弦者，为气滞血瘀；腹痛有冷感，得温热疼痛可缓解，月经量少，色紫黑有块，苔白腻，脉沉紧者，为寒湿凝滞。

兼见腹痛多为经后，小腹绵绵作痛，少腹柔软喜按，月经色淡、量少，属虚证。面色苍白或萎黄，倦怠无力，头晕眼花，心悸，舌淡、舌体胖大边有齿痕，脉细弱者，为气血不足；腰膝酸软，夜寐不宁，头晕耳鸣目糊，舌红苔少，脉细者，为肝肾不足。

【治疗】

1. 实证

治法　行气散寒，通经止痛。

主穴　以岭南头皮针厥阴2组、厥阴3组及太阳1组，岭南腹针下焦区，太阳夹督围刺针下焦区为主。

配穴　寒凝者，加归来；气滞者，加太冲；腹胀者，加天枢、气穴；胁痛者，加阳陵泉、光明；胸闷者，加内关。

操作　采用岭南飞针疗法"注射式"手法，"一拍、二推、三旋转"即腕背屈后，突然手腕掌屈，沿皮快速推入，顺势旋转，迅速将针刺入；岭南腹针采用岭南飞针疗法"飞行旋转式"手法，"一旋、二翻、三点头"即刺手迅速翻腕，如飞鸟展翅一般将针迅速刺入皮下；太阳夹督围刺针采用岭南飞针疗法"指压式"手法，"一压、二提、三旋转"，以浅刺为主，迅速将针刺入皮下。余穴位直刺为主。选择电针连续波，留针20分钟后出针。

方义　头为诸阳之会，手、足三阳经皆与头部联系，三阴经通过经别合于相表里的三阳经，间接关联头部，头部或直接或间接调节诸经络生理功能。岭南头皮针通过针刺头部厥阴区及太阳区，促进所关联诸经络气血运行，调节所关联五脏六腑生理功能；腹部正中走行的是任脉，为阴脉之海；冲脉起于胞中，并行足少阴肾经，若过早出现"任脉不通，太冲脉衰少"则会产生闭经、痛经等病理变化。通过针刺下焦区，调理冲任生理功能，通经止痛，促进疾病康复；督脉总督阳经，且任脉与之相通，主司机体阴阳平衡；足太阳膀胱经为全身循行最长且穴位最多的经脉，脉气充盛，因此针刺太阳夹督围刺针下焦区可温阳散寒，活血化瘀，通络止痛。

2. 虚证

治法 调补气血，温养冲任。

主穴 以岭南头皮针厥阴2组、厥阴3组；岭南腹针中焦区、下焦区，太阳夹督围刺针中焦区、下焦区为主。

配穴 气血亏虚者，加脾俞、胃俞；肝肾不足者，加太溪、肝俞、肾俞；头晕耳鸣者，加悬钟。

操作 采用岭南飞针疗法"注射式"手法，"一拍、二推、三旋转"即腕背屈后，突然手腕掌屈，沿皮快速推入，顺势旋转，迅速将针刺入；岭南腹针采用岭南飞针疗法"飞行旋转式"手法，"一旋、二翻、三点头"即刺手迅速翻腕，如飞鸟展翅一般将针迅速刺入皮下；太阳夹督围刺针采用岭南飞针疗法"指压式"手法，"一压、二提、三旋转"，以浅刺为主，迅速将针刺入皮下。余穴位直刺为主。选择电针连续波，留针20分钟后出针。

方义 岭南头皮针厥阴区，气血充盛，针刺厥阴区可益气补血。厥阴区调理冲任之气，恢复胞宫生理功能；岭南腹针中焦区属脾胃之区，脾胃乃后天之本，气血生化之源，通过针刺可促进气血生成，调补气血；针刺下焦区调补冲任，温经止痛。太阳夹督围刺针中焦区、下焦区相配合可调补气血，温养冲任。

【病案举隅】

王某，女，25岁，2016年9月10日以"反复经期腰腹部疼痛10年，加重5年，再发2天"为主诉就诊。初潮10年，自述10年来每逢经期即感小腹部、腰骶部胀痛难忍，如鸟雀啄食感，热敷后可稍缓解；近5年疼痛加重，发作时腰痛如折，需躬身蜷卧，甚至头晕恶心，大汗淋漓。先后至多家医院就诊，行妇科彩超等专科检查均未见明显器质性病变，服用"布洛芬缓释胶囊"等药物仅能稍缓解疼痛。

现症见：行经第2天，月经量少，色暗红夹有血块，小腹部及腰骶部酸胀不适，喜温怕冷，时有头晕目眩，面色不荣，纳眠差，二便可，舌淡暗，舌边有齿痕，苔薄白，脉弦涩。查体：腹平软，腹肌稍紧张，全腹未扪及包块，墨菲氏征（－），麦氏点压痛（－）。

中医诊断：痛经病，寒凝气滞血瘀证。

西医诊断：原发性痛经。

治当以温经散寒，行气活血为则。初诊针刺选择仰卧位，以岭南飞针疗法三术为法。根据寒凝气滞血瘀的证型特点，选取岭南头皮针厥阴2组、厥阴3组；岭南腹针中焦区、下焦区；太阳夹督围刺针中焦区、下焦区为治疗主穴。根据寒凝气滞血瘀的证型特点，选取血海、足三里、三阴交、太冲、关元为治疗配穴。腹部穴位连接电针连续波，留针20分钟后出针。患者出针后自述小腹部明显轻松，痛感明显减轻。嘱患者忌生冷油腻之品，次日复诊。

2诊，行经第3天，腰腹部胀痛明显缓解，月经量多，色暗红夹杂大量血块。复诊选取俯卧位，采用岭南飞针疗法，腰骶部穴位联通电针连续波，留针20分钟后出针。本疗程至行经结束终止，至下次行经前5天再次针刺治疗，连续针刺3个月经周期。患者治疗3个月后未再复诊。五个月后随访自述行经时腰骶部、下腹部已无明显胀痛感，月经量、色、质均大致正常。

按语：本案患者为年轻女性，病程长，症状明显，病情反复发作，日久成瘀，瘀血既是病理产物又是致病因素，瘀血阻滞气机则腰骶部、下腹部胀痛不适，久病体虚，虚则气血运行不畅，瘀滞更甚；平素饮食不节，嗜食生冷油腻之品，寒客冲任，与瘀血相搏，则气滞更甚，胞脉气血更加壅滞，发为本病。服用止痛药物仅能去标而不能治本，故服用此类药物时则稍缓解疼痛，未服用此类药物时则疼痛又作，本症病机关键在于寒凝、气滞、血瘀并存，治疗上，采用岭南飞针疗法，调和阴阳，气血同调，助阳通经，沟通内外，贯通任督，达到治疗目的。

第二节 黄褐斑

黄褐斑是以发生于面部的对称性褐色斑块为主要特征的一种病症，为面部的色素沉着斑，患者一般无自觉症状，多见于女性。相当于中医学古籍文献中所记载的"肝斑""黧黑斑"。现代医学认为该病主要与激素水平有关，但目前病变机制尚未明确。根据黑色素在皮肤的沉积部位，黄褐斑可分为表皮型、真皮型和混合型，亦可按病因分为特发型(无明显诱因者)和继发型（妊娠、绝经、口服避孕药、日光照射）两型。

【病因病机】

黄褐斑病位在面部肌肤，与阳明经及肝、脾、肾三脏关系密切。基本病机是气滞血瘀，面失所养。中医整体观点认为皮肤病为人体脏腑、气血、经络、营卫不和的外在表现，《太平圣惠方》中指出："五脏六腑，十二经血，皆上于面。"隋代巢元方在《诸病源候论》中也指出："面黑皮干者，或脏腑有痰饮，或皮肤受风邪，皆令气血不调，致生黑皮干。"故现在多数医家认为本病责之于脏腑功能失调。五脏六腑之精气充盈，气血运行通畅，则能上荣于面；五脏六腑功能失调，气血运行不畅，则面部晦暗枯槁，或生黑斑。

【辨证】

面部出现局限的、对称的褐色斑片，轮廓清晰，无鳞屑和炎症表现，压之不褪色。可兼见情志不畅，烦躁易怒，多疑善虑或精神抑郁，月经周期紊乱，颜色暗红，经量减少，伴有血块，气滞不通，胸闷腹胀，有时头痛或小腹痛，口苦咽干，不思饮食，嗳气吞酸等，此为肝气郁结；或胃纳欠佳，食后腹胀，便溏腹泻，神疲乏力，气短懒言，舌色淡白，舌体胖大、边有齿痕，脉弱或缓，此为脾气亏虚表现；或见午后颧红，五心烦热，心烦口渴，失眠多梦，尿少色黄，便干便秘，喜冷怕热等，此为阴虚火旺表现；或见腰酸腿软，喜热怕冷，四肢冰凉，眼睑浮肿，小便清长，舌体胖大，边有齿痕，舌淡苔白，脉沉，此为肾阳虚型黄褐斑。

【治疗】

1. 实证

治法　行气活血，化瘀褪斑。

主穴　以岭南头皮针厥阴1组、厥阴2组、阳明1组、阳明2组，岭南腹针中焦区、下焦区，太阳夹督围刺针中焦区为主。

配穴　肝郁气滞者配太冲，气滞血瘀配血海、合谷。

操作　采用岭南飞针疗法"注射式"手法，"一拍、二推、三旋转"即腕背屈后，突然手腕掌屈，沿皮快速推入，顺势旋转，迅速将针刺入；岭南腹针采用岭南飞针疗法"飞行旋转式"手法，"一旋、二翻、三点头"即刺手迅速翻腕，如飞鸟展翅一般将针迅速刺入皮下；太阳夹督围刺针采用岭南飞针疗法"指压式"手法，"一压、二提、三旋转"，以浅刺为主，迅速将针刺入皮下。配穴均以"飞行旋转式"刺入，太冲直刺0.5~0.8寸，血海直刺1~1.5寸，合谷直刺0.5~1寸，针刺时手呈半握拳状，选择电针连续波，留针20分钟后出针。

方义　头面部是经气汇集的重要部位，通过针刺人体头皮下（帽状腱膜下层）组织中的特定刺激区，可疏通气血，调理阴阳，治疗经脉脏腑病症。头部阳明区主气血，针刺阳明1组、阳明2组穴位可促进气血运行，灌注全身，消除局部瘀滞；黄褐斑的发生大多与情志有关，肝主疏泄，与情志变化密切相关，厥阴区为肝所主，针刺厥阴1组、厥阴2组穴位可激发肝脏调达气机的作用，使一身之气上传下达，气顺则血得以行，血行则肝斑自消。岭南腹针区域以任脉为主干，任脉为"阴脉之海"，对一身阴经脉气具有总揽、总任的作用，浅刺可激发脏腑经气活动，向前激发阴脉，向后连通阳脉，从而达到从阴引阳的整体疗效。足三阴经在小腹与任脉相交，手三阴经借足三阴经与任脉相通，因此任脉对阴经气血有调节作用。飞针浅刺腹区中下二焦可调动气血，激发一身正气，推动血液运行，血行则瘀解，瘀解则斑消。岭南飞针疗法太阳夹督围刺针中焦区可调补肝脾，肝畅则气顺，脾健则血生，气顺血生则瘀滞自消。

2. 虚证

治法　补气生血，行血化瘀。

主穴　以岭南头皮针阳明1组、阳明2组、太阳1组、太阳2组，岭南腹针中焦区、下焦区，太阳夹督围刺针中焦区为主。

配穴　脾气亏虚者配足三里，肾阳虚者配涌泉、然谷，阴虚火旺者配三阴交、阴陵泉。

操作　采用岭南飞针疗法"注射式"手法，"一拍、二推、三旋转"即腕背屈后，突然手腕掌屈，沿皮快速推入，顺势旋转，迅速将针刺入；岭南腹针采用岭南飞针疗法"飞行旋转式"手法，"一旋、二翻、三点头"即刺手迅速翻腕，如飞鸟展翅一般将针迅速刺入皮下；太阳夹督围刺针采用岭南飞针疗法"指压式"手法，"一压、二提、三旋转"，以浅刺为主，迅速将针刺入皮下。足三里、阴陵泉直刺1～2寸，涌泉、然谷直刺0.5～1寸，三阴交直刺1～1.5寸。选择电针连续波，留针20分钟后出针。

方义　黄褐斑的虚证多以血虚致瘀为主要病机，因此，调补气血为治疗关键，故在岭南头皮针区域选择多气多血之阳明区，太阳区与膀胱经相连，膀胱经为治疗脏腑虚衰病证的主要经络，背俞穴主要分布于此，因此太阳区也可相应治疗脏腑虚损病证，故在选取阳明区调补气血的同时选取太阳1组、太阳2组穴位以调补脏腑，使得气血有化生之源。岭南腹针与太阳夹督围刺区域大致与实证所选相同，但在操作时手法上较实证轻柔，以补法为主。

【病案举隅】

孙某，女，38岁，2017年3月18日以"面部色斑2年"为主诉就诊。两年前患者鼻翼两旁出现淡褐色斑片，日后斑片逐渐向全脸延伸，色泽加深，平时情志不畅，胸部胀闷，咽喉部异物感，叹气后可缓解片刻。1

年前于当地某美容院行激光治疗后色斑明显变淡，但3个月后色斑再次出现并加重。

现症见：全脸褐色斑片呈对称分布，面色暗黄，舌色紫红，苔薄白，脉弦涩。

中医诊断：黄褐斑，肝郁气滞证。

西医诊断：原发性黄褐斑。

治当疏肝理气，活血化瘀。初诊针刺以岭南飞针疗法三术为法。根据肝郁气滞的证型特点，选取岭南头皮针阳明1组、阳明2组，厥阴1组、厥阴2组，岭南腹针中焦区、下焦区，太阳夹督围刺针中焦区为治疗主穴。根据肝郁气滞的证型特点，选取血海、太冲为治疗配穴。腹部穴位连接电针连续波，留针20分钟后出针。头皮针每天执行，腹针与太阳夹督围刺交替进行，每5天休息1天。第一疗程结束后患者面部色斑变淡，胸中胀闷感缓解。因工作原因2个月后行第二疗程治疗，未见色斑复发，第二疗程结束后患者颜面部色斑面积缩小，稍遗留淡褐色斑片，面色较前红润，咽喉部异物感消失。

按语：激光治疗黄褐斑可在短期内获得显著效果，但激光治疗仅停留于治标，对内在病机未做处理，因此极易复发，且其本身会对面部肌肤造成一定程度的损伤。中医认为外在症状是内部脏腑病变的表现，即"有诸内，必行诸外"，故治病必求与本，因此当从整体论治，调理脏腑气血阴阳。本案患者为中青年女性，《素问·上古天真论》有云："五七阳明脉衰，面始焦，发始堕。"女性35岁以后阳明脉气血开始衰少，气血无法上荣于面，则面色暗沉生斑。患者平日情志不畅，胸胁胀闷，此为肝气不舒的表现，气机不畅，血停留于局部，则形成瘀滞。岭南飞针疗法通过针刺头部区域调节气血，飞针浅刺腹区、太阳夹督区，通过疏调全身气血，使机体达到阴平阳秘、脏腑相安的生理状态，以自身气血养自身病，全身气血通条则局部瘀滞化解，则肝斑自消。

第三节 注意力缺陷多动障碍

　　注意力缺陷多动障碍又称为小儿多动症或脑功能轻微失调综合征，是一种常见的儿童时期行为障碍性疾病。主要表现为活动过多，注意力不集中，冲动任性，自我控制能力差，情绪不稳，动作不协调和伴有不同程度的学习困难，但智力正常或基本正常为主要特征。注意力缺陷、多动和冲动三大主症是其核心症状，在学龄儿童精神障碍疾病中患病率居于首位，严重影响患儿的学习能力、情感表达、职业表现，甚至对家庭也产生一定负面影响。根据临床研究报道，70%的患儿症状可持续到青少年，30%可持续终身，成年后出现反社会人格障碍和犯罪行为的风险是正常儿童的5~10倍。

　　本病在中医古籍中无专门记载，根据临床表现以及发病特点，不少中医典籍有类似论述及描绘，如"其神易动，其气易往""烦躁煽动""躁而不静"等临床表现与小儿多动症相类似，基本上提出了小儿多动症活动过多、自控力差、注意力不集中的特征。如《灵枢·行针》描述到："重阳之人，其神易动，其气易往也……言语善疾，举足善高。"这符合了本病的情绪不稳、活动过度的临床表现。《灵枢·天年篇》中有："人生十岁，五脏始定，血气已通，其气在下，故好动。"本小儿素体纯阳，多动乃是常态，但好动过极则为病态。宋代钱乙《小儿药证直诀》认为小儿"五脏六腑，成而未全，……全而未壮"，说明小儿脏腑娇嫩，形气未充，知觉未开，见闻易动，指出了小儿多动症的生理特点。根据患儿多语多动、神志涣散、冲动不安的临床表现，则归于中医学的"脏躁""烦躁""躁动"的范畴，由于患儿活动过多，注意力不易集中，精神涣散，记忆力差而容易导致学习成绩下降，故又与"失聪""健忘"相关。

【病因病机】

小儿多动症病机复杂，病因繁多，表现各异，可能与先天禀赋不足，或后天调护不当，外伤及情志失调等因素相关。其主要病变部位在心、肝、脾、肾。其根本病机在于阴阳平衡失调，即阴精不足，阴不制阳。

1. 先天不足

古文记载"男女构精，万物化生"，胚胎受父母之精乃成形，若父母肾精不足，母体营养匮乏，缺少足够的营养及元气供给胚胎，则胎儿脱离母体之躯后先天禀赋力孱弱，阴阳失于平衡之功，先天禀赋多影响肾精肾气，肾主生髓，则精血亏虚，脑髓失养，元神失藏，机体娇弱，多易患病。

2. 产伤及外伤瘀滞

产伤以及其他外伤，导致患者气血瘀滞，经脉不畅，脏腑失于濡养，五脏失养则"五神不宁"。

3. 后天失养

先天之本在于肾，后天之本在于脾胃。胎儿一旦脱离母体之后，其营养供给主要来源于饮食，其所进食的食物通过脾胃的运化功能代谢为能够为机体所吸收的营养物质，若喂养失当、饮食偏嗜或者饮食不节制，则致脾胃功能受损，其运化气血之能虚衰，精微的营养物质供给不足，故气血生化无源，则导致患儿心神失养，神明涣散，以至于其难以集中注意力，精神不济。且饮食偏嗜肥甘厚腻，脾本为生痰之源，脾虚则酿生痰湿之邪，而"百病皆由痰作祟"，《杂病源流犀烛·痰饮》说："其为物则流动不测，故其为害，上至巅顶，下至涌泉，随气升降，周身内外皆到，五脏六腑俱有。"故痰邪可上阻清窍，致患者健忘、失眠、注意力不集中。《丹溪心法》中将此记录为"健忘，精神短少者多，亦有痰者"，说明健忘之症与痰有很大关联。

4. 情志所伤

小儿为稚阴稚阳之体，气血未充、肾气未盛。由于生长发育迅速，阴精相对不足，导致阴不制阳，阳盛而多动。小儿年幼，心脾不足，情绪未稳，若父母责骂过多或溺爱过度，家庭因素不和谐，老师责罚过度，学校环境不温馨，久而久之，则心神不宁，脾意不藏，躁动不安，冲动任性，失忆健忘。

【辨证及治则】

1. 辨证要点

本病以脏腑辨证、阴阳辨证为纲。

（1）脏腑辨证：在心者，注意力不集中，情绪不稳定，多梦烦躁；在肝者，易于冲动，好动难静，容易发怒，常不能自控；在脾者，兴趣多变，做事有头无尾，记忆力差；在肾者，脑失神明，学习成绩低下，记忆力欠佳，或有遗尿、腰酸乏力等。

（2）阴阳辨证：阴精不足，症见注意力不集中，自我控制差，情绪不稳，神思涣散；阳亢躁动，症见动作过多，冲动任性，急躁易怒。

2. 治疗原则

本病以调和阴阳为治疗原则。病属本虚标实，主要涉及心、肝、脾、肾四脏。心肾不足者，治以补益心肾；肾虚肝亢者，治以滋肾平肝；脾虚肝旺者，治以健脾疏肝；心脾气虚者，治以补益心脾。病程中若兼见痰浊、痰火、瘀血等兼证，则佐以化痰、清热、祛瘀等治法。由于小儿脏腑娇嫩，"肺为娇脏""脾常不足""肾常虚"，易虚易实，治疗时应注意滋阴而不伤脾，祛邪而不伤正，勿过用苦寒之品。

3. 证治分类

（1）肝肾阴虚证

症见：多动难静，急躁易怒，冲动任性，难于自控，神思涣散，注意力不集中，难以静坐，或有记忆力欠佳、学习成绩低下，或有遗尿、腰酸乏力，或有五心烦热、盗汗、大便秘结，舌质红，舌苔薄，脉细弦。

（2）痰火内扰证

症见：多动多语，烦躁不宁，冲动任性，难以制约，兴趣多变，注意力不集中，胸中烦热，烦躁不眠，纳少口苦，便秘尿赤，舌质红，苔黄腻，脉滑数。

（3）心脾两虚证

症见：神思涣散，注意力不能集中，神疲乏力，形体消瘦或虚胖，多动而不暴躁，言语冒失，做事有头无尾，睡眠不熟，记忆力差，伴自汗盗汗，纳少，面色无华，舌质淡，苔薄白，脉虚弱无力。

（4）脾虚肝旺证

症见：注意力涣散，多动多语，坐立不安，兴趣多变，烦躁不宁，急躁易怒，言语冒失，记忆力差，胸闷纳呆，睡眠不实，面色无华，便溏，舌淡红，苔薄白，脉弦细。

【治疗】

岭南飞针疗法传承人秦敏教授认为：注意力缺陷多动障碍病位在头、在脑，其基本病机是脏腑阴阳及脑主神明功能失调，且"头为精明之府""脑为元神之府""十二经脉，三百六十五络，其血气皆上于面而走空窍"，因此治疗重点在于头、脑。故治疗上，以"岭南头皮针"疏通头部经络，通调相应脏腑气血，配以"岭南腹针"及"太阳夹督围刺针"以打通任督二脉，调和阴阳，从源头上根治疾病。且根据不同证型，以"三针为一组"辨证选区施治。同时岭南飞针疗法采用独有的飞针术，进针角度更小，深度更深，并且采用多针围刺，不但增强了刺激量，还可通过针刺局部经穴，联络经脉，起到通行气血、沟通表里、调动正气、激发脏腑功能的作用。

1. 肝肾阴虚证

治法　滋养肝肾，平肝潜阳。

主穴　以岭南头皮针厥阴2组、厥阴3组及太阳1组，岭南腹针下焦区，太阳夹督围刺针下焦区为主。

配穴　便秘者，加天枢、支沟；急躁易怒者，加太冲、太溪；盗汗者，加复溜；失眠多梦者，加照海、列缺。

操作　患者摆好体位，充分暴露需要针刺的部位，找到准确穴位后，经过严密消毒（包括医生双手消毒及穴区消毒），取1.5寸（40mm×0.3mm）一次性无菌针灸针，头皮针采用岭南飞针疗法"注射式"手法，"一拍、二推、三旋转"即腕背屈后，突然手腕掌屈，沿皮快速推入，顺势旋转，迅速将针刺入；岭南腹针采用岭南飞针疗法"飞行旋转式"手法，"一旋、二翻、三点头"即刺手迅速翻腕，如飞鸟展翅一般将针迅速刺入皮下；太阳夹督围刺针采用岭南飞针疗法"指压式"手法，"一压、二提、三旋转"，以斜刺、透刺为主，迅速将针刺入皮下。天枢、支沟、太冲、太溪、复溜均采用直刺进针，进针深度为0.5~1寸；列缺采用平刺进针，进针深度0.2~0.5寸。选择电针连续波，留针20分钟后出针。

方义 根据该病及该证型特点，故治疗上以岭南飞针疗法针刺头部厥阴2组、厥阴3组及太阳1组穴位以熄风镇痉、清心安神，同时调节肝、肾两脏气血；任脉为"阴脉之海"，冲脉为"血海""十二经脉之海"，且两经均循行于腹部，故岭南腹针多选取任脉及冲脉上经穴，并通过针刺下焦区以调冲任，补肝肾；足太阳膀胱经为全身循行最长且经穴最多的经脉，且与足太阴肾经相表里，并与督脉有密切联系，故针刺太阳夹督围刺针下焦区以通督养神，滋肾水养肝阴。

2. 心脾两虚证

治法 养心安神，健脾益气。

主穴 以岭南头皮针厥阴3组，阳明1组；岭南腹针上焦区、中焦区；太阳夹督围刺针上焦、中焦区为主。

配穴 纳少者，加足三里；眠差者，加三阴交、内关；便溏者，加阴陵泉、地机；胸闷心悸者，加内关。

操作 患者摆好体位，充分暴露需要针刺的部位，找到准确穴位后，经过严密消毒（包括医生双手消毒及穴区消毒），取1.5寸（40mm×0.3mm）一次性无菌针灸针，头皮针采用岭南飞针疗法"注射式"手法，"一拍、二推、三旋转"即腕背屈后，突然手腕掌屈，沿皮快速推入，顺势旋转，迅速将针刺入；岭南腹针采用岭南飞针疗法"飞行旋转式"手法，"一旋、二翻、三点头"即刺手迅速翻腕，如飞鸟展翅一般将针迅速刺入皮下；太阳夹督围刺针采用岭南飞针疗法"指压式"手法，"一压、二提、三旋转"，以斜刺、透刺为主，迅速将针刺入皮下。足三里、三阴交、内关、阴陵泉均采用直刺进针，进针深度为0.5~1寸。选择电针连续波，留针20分钟后出针。

方义　因厥阴包括手厥阴心包经，心包代心受邪；阳明包括足阳明胃经，足太阴脾经与足阳明胃经相表里，故针刺头部厥阴3组及阳明1组穴位可宁心安神、健胃运脾。同时配合针刺岭南腹针上焦区、中焦区及太阳夹督围刺针上焦区、中焦区以调理相应脏腑之气血，共奏养心安神，健脾益气之功。

3. 脾虚肝旺证

治法　健脾平肝，疏肝解郁。

主穴　以岭南头皮针阳明1组、厥阴1组、厥阴2组、少阳1组，岭南腹针中焦区，太阳夹督围刺针中焦区为主。

配穴　急躁易怒者，加太冲、行间，并可配合耳尖放血；便溏者，加阴陵泉、上巨虚、下巨虚；胸闷者，加内关、公孙。

操作　患者摆好体位，充分暴露需要针刺的部位，找到准确穴位后，经过严密消毒（包括医生双手消毒及穴区消毒），取1.5寸（40mm×0.3mm）一次性无菌针灸针，头皮针采用岭南飞针疗法"注射式"手法，"一拍、二推、三旋转"即腕背屈后，突然手腕掌屈，沿皮快速推入，顺势旋转，迅速将针刺入；岭南腹针采用岭南飞针疗法"飞行旋转式"手法，"一旋、二翻、三点头"即刺手迅速翻腕，如飞鸟展翅一般将针迅速刺入皮下；太阳夹督围刺针采用岭南飞针疗法"指压式"手法，"一压、二提、三旋转"，以斜刺、透刺为主，迅速将针刺入皮下。太冲、阴陵泉、上巨虚、下巨虚、内关、公孙均采用直刺进针，进针深度为0.5~1寸，选择电针连续波，留针20分钟后出针。行间浅刺0.1~0.2寸，不接电针，以拔针后微微出血为宜。

方义　肝经上循至巅顶，故针刺头部厥阴区可平肝阳、解肝郁，且肝、胆相表里，肝郁久化火，致胆气不舒，相火偏旺，上逆而不降，故针刺头部少阳区可疏利肝胆，通利三焦，使相火归元；阳明为多气多血之经，针刺头部阳明区可益气行血；本病基本病机为本虚标实，故针刺岭南腹针中焦区及太阳夹督围刺针中焦区以稳固中土，则中焦之轴可恢复正常运转，人体可恢复阴平阳秘之状态。

4. 痰火内扰型

治法 清热泻火，化痰宁心。

主穴 以岭南头皮针阳明1组、阳明2组、少阳1组，岭南腹针中焦区，太阳夹督围刺针中焦区为主。

配穴 烦躁不宁者，加大椎、神门、劳宫；便秘尿赤者，加曲池、上巨虚、下巨虚；咳嗽痰多者，加丰隆、天突、肺俞。

操作 患者摆好体位，充分暴露需要针刺的部位，找到准确穴位后，经过严密消毒（包括医生双手消毒及穴区消毒），取1.5寸（40mm×0.3mm）一次性无菌针灸针，头皮针采用岭南飞针疗法"注射式"手法，"一拍、二推、三旋转"即腕背屈后，突然手腕掌屈，沿皮快速推入，顺势旋转，迅速将针刺入；岭南腹针采用岭南飞针疗法"飞行旋转式"手法，"一旋、二翻、三点头"即刺手迅速翻腕，如飞鸟展翅一般将针迅速刺入皮下；太阳夹督围刺针采用岭南飞针疗法"指压式"手法，"一压、二提、三旋转"，以斜刺、透刺为主，迅速将针刺入皮下。大椎沿脊柱向上斜刺0.2～0.5寸；神门、劳宫直刺0.2～0.5寸，曲池、上巨虚、下巨虚、丰隆直刺0.5～1寸，天突向下斜刺（约30°）0.2～0.4寸，肺俞从上向下并向脊柱方向斜刺（约45°），进针深度0.3～0.5寸。选择电针连续波，留针20分钟后出针。

方义 因该证以痰火内扰为病机，故治疗上既要化痰又要泻火，因脾为生痰之源，故针刺头部阳明区以健脾化痰，且该证属阳明，故针刺头部阳明区可泻火退热，配合针刺头部少阳区以通利三焦，引火下行。针刺岭南腹针中焦区、太阳夹督围刺针中焦区以固本，加强脾胃运化，从源头上消灭痰湿之邪。

【病案举隅】

张某，男，9 岁，因"多动、注意力不集中5个月余"于 2017年6月15日就诊。患者系第1胎第1产，胎龄33周加5天，出生时体重为2kg，出生后有窒息史。家长代述，老师反映患者近5月来经常在课堂上注意力不集中，东张西望，小动作不断，记忆力及学习成绩均下降，急躁易怒，不听家长及老师管教，曾至广州某三甲医院就诊，完善头颅 MRI及脑电图检查未见异常，诊断为"注意力缺陷多动障碍"，并予口服西药（专注达）治疗一个疗程后未见明显改善，为求进一步诊治，遂前来请求用岭南飞针疗法治疗。

现症见：患者躁动，坐立不安，精神萎靡，面白，纳眠较差，便溏，舌淡红，苔白微腻，脉弦细无力。

中医诊断：脏躁，脾虚肝旺证。

西医诊断：小儿多动症。

治当以调神解郁，健脾平肝为则。采用仰卧、俯卧位交替的针刺方法，以岭南飞针疗法三术为进针手法。根据脾虚肝旺的证型特点，选取岭南头皮针阳明1组、厥阴1组、厥阴2组、少阳1组，岭南腹针中焦区，太阳夹督围刺针中焦区为治疗主穴。根据患者躁动不安、便溏、眠差等症状，选取神门、阴陵泉、上巨虚、下巨虚、合谷、太冲为治疗配穴。先使患者取仰卧位，充分暴露需要针刺的部位，找到准确穴位后，经过严密消毒（包括医生双手消毒及穴区消毒），取1.5寸（40mm×0.3mm）一次性无菌针灸针，头皮针采用岭南飞针疗法"注射式"手法，"一拍、二推、三旋转"即腕背屈后，突然手腕掌屈，沿皮快速推入，顺势旋转，迅速将针刺入；岭南腹针采用岭南飞针疗法"飞行旋转式"手法，"一旋、二翻、三点头"即刺手迅速翻腕，如飞鸟展翅一般将针迅速刺入皮下。神门、阴陵泉、上巨虚、下巨虚、合谷、太冲均采用"指压式"进针法，直刺0.2～1寸。接电针连续波，留针15分钟后出针。再使患者取俯卧位，找到准确穴位后，经过严密消毒，取1.5寸（40mm×0.3mm）一次性无菌针灸针，头皮针采用岭南飞针疗法"注射式"手法，太阳夹督围刺针采用岭南飞针疗法"指压式"手法，"一压、二提、三旋转"，以斜刺、透刺为主，迅速将针刺入皮下，配穴针刺手法及深度同前。接电针连续波，留针15分钟后出针。每周治疗6次，12次为1个疗程，治疗10次后，患者各种症状明显减轻，诉数学成绩由50分提高至80分。继续坚持治疗2个疗程后，诸症消失，临床基本治愈。

按语：患者先天不足，以肾气、肾阴不足为主，水少无以涵木，且加之儿童生理特点为肝常旺，故见躁动不安，木克土，则脾常虚，故见肢体乏力、便溏。脾虚则气血生化乏源，元神失于气血之濡养，且加之肝风上扰清窍，致神不守舍，发为本病。故治疗上，以岭南头皮针以调神解郁，疏肝健脾，以疏通头部及全身经脉气血，配合腹针及太阳夹督围刺针以疏肝理脾，调和肝脾之阴阳，使患儿恢复"阴平阳秘"之本态，则病可愈。

【预防与调护】

1. 预防

（1）孕妇应保持心情愉快，营养均衡，禁烟酒，慎用药物，避免早产、难产及新生儿窒息。

（2）注意防止小儿脑外伤、中毒及中枢神经系统感染。

（3）保证儿童有规律性的生活，培养良好的生活习惯。

（4）注意早期发现小儿的异常表现，及早进行疏导及治疗。

2. 调护

（1）关心体谅患者，对其行为及学习进行耐心地帮助与训练，要循序渐进，不责骂不体罚，多给予表扬及鼓励。

（2）训练患者有规律地生活，多给予患者生活上和心理上的关注及关心，多进行沟通及疏导，发现问题及时解决，防止攻击性、破坏性及危险性行为的发生。

（3）关注患者的身体及心理健康，定期去医院进行中药、针灸、推拿等调理，以疏通气血经络；平时多陪伴患者，并且督促患者参加体育锻炼及社交活动。

（4）保证患者营养，补充蛋白质、水果及新鲜蔬菜，避免食用有兴奋性和刺激性的饮料及食物。

第四节 小儿脑瘫

小儿脑瘫是指自受孕开始至婴儿期非进行性脑损伤和发育缺陷所导致的综合征，主要表现为运动障碍及姿势异常，且常常伴发癫痫、智力低下、语言障碍、听力障碍、视觉异常、行为异常或感知觉障碍等多种症状。据有关资料统计，我国小儿脑瘫的发生率为1.8‰～4.0‰。我国现有脑瘫患者400万～500万人，致残率为42%～45%，每年新增脑瘫患者3万～4万人，给临床、公共卫生和社会带来新的问题。

【病因病机】

脑性瘫痪是指一组持续存在的导致活动受限的运动和姿势发育障碍综合征，这种综合征是由于发育中的胎儿或婴儿脑部非进行性损伤或发育缺陷引起的。脑性瘫痪的运动障碍常伴有感觉、认知、交流、感知和（或）行为障碍，以及癫痫和继发性骨骼肌问题。临床以立迟、行迟、语迟、发迟、齿迟，手硬、足硬、肌肉硬、头颈硬、关节硬，或颈软、手软、脚软、口软、肌肉软为主要特征，属于中医"五迟""五硬""五软"等范畴。

【辨证】

1. 肝肾亏虚证

若肝肾精血不足则脑髓空虚，出现痴呆、失语、失聪、失明、智力发育迟缓等症状。肝肾亏虚，筋骨失养则出现肢体不自主运动、关节活动不灵、手足徐动或震颤、动作不协调等症状。

2. 脾肾两亏证

若胎儿先天禀赋不足，肾精亏虚，后天脾胃运化功能失司，则筋骨、肌肉失养，可出现头项软弱不能抬举、口软唇弛、吸吮或咀嚼困难、肌肉松软无力等症状。

3. 肝强脾弱证

肝木亢盛，则出现肢体强直拘挛，肢体强硬失用，烦躁易怒。木旺乘脾，致使脾土更虚，导致肌肉瘦削等症状。

4. 痰瘀阻滞证

痰湿内盛，蒙蔽清窍，则见智力低下；病程迁延，络脉不通，瘀阻脑络，气血运行不畅，脑失所养，则毛发枯槁、肢体运动不灵、关节僵硬。

【治疗】

临床治法常以大补元气，疏经通络，活血化瘀，通经开窍；滋阴升阳，温通筋脉；滋补肝肾，强筋健骨、健脾、调气和血为主。

1. 肝肾亏虚证

治法 补益肝肾，调整任督，强筋健骨。

主穴 以岭南头皮针阳明区、厥阴区，岭南腹针上焦区，太阳夹督围刺针上焦区、中焦区、下焦区为主。

配穴 足三里、三阴交、血海、太溪等。

操作 采用岭南飞针疗法"注射式"手法，"一拍、二推、三旋转"即腕背屈后，突然手腕掌屈，沿皮快速推入，顺势旋转，迅速将针刺入；岭南腹针采用岭南飞针疗法"飞行旋转式"手法，"一旋、二翻、三点头"即刺手迅速翻腕，如飞鸟展翅一般将针迅速刺入皮下；太阳夹督围刺针采用岭南飞针疗法"指压式"手法，"一压、二提、三旋转"，以浅刺为主，迅速将针刺入皮下。足三里、三阴交、血海、太溪等穴位直刺为主。选择电针连续波，留针20分钟后出针。

方义 岭南头皮针阳明区多气多血，益气健脾，使气血津液充足，脏腑功能旺盛，筋脉得以濡养；厥阴区主肝肾之精气，故针刺厥阴区可通调肝肾气血，强筋健骨；岭南腹针上焦区及太阳夹督围刺针上焦区、中焦区、下焦区对应上焦心肺，中焦脾胃，下焦肝肾，调理督脉之功能，使阳气旺、精气足，任督脉通，诸症除。

2. 脾肾两亏证

治法 健脾益肾，强筋壮骨。

主穴 以岭南头皮针阳明区、厥阴区，岭南腹针中焦区、下焦区，太阳夹督围刺针上焦区、中焦区、下焦区为主。

配穴 足三里、太溪、三阴交。

操作 采用岭南飞针疗法"注射式"手法，"一拍、二推、三旋转"即腕背屈后，突然手腕掌屈，沿皮快速推入，顺势旋转，迅速将针刺入；岭南腹针采用岭南飞针疗法"飞行旋转式"手法，"一旋、二翻、三点头"即刺手迅速翻腕，如飞鸟展翅一般将针迅速刺入皮下；太阳夹督围刺针采用岭南飞针疗法"指压式"手法，"一压、二提、三旋转"，以浅刺为主，迅速将针刺入皮下。足三里、太溪、三阴交等穴位直刺为主。选择电针连续波，留针20分钟后出针。

方义 岭南头皮针阳明区多气多血，气血充盛，针刺阳明区可益气补血，健脾益气。厥阴区主肝肾之精气，故针刺厥阴区可通调肝肾气血，强筋健骨；岭南腹针中焦区属脾胃之区，脾胃乃后天之本，气血生化之源，通过针刺可促进气血生成，调补气血，气血足可濡养周身，促进发育。针刺下焦区滋补肝肾；太阳夹督围刺针上焦区、中焦区、下焦区相配合可调补气血，通督壮骨。

3. 肝强脾弱证

治法 疏肝健脾，强筋健骨。

主穴 以岭南头皮针阳明区、厥阴区，岭南腹针中焦区、下焦区，太阳夹督围刺针上焦区、中焦区、下焦区为主。

配穴 太冲、脾俞、胃俞。

操作 采用岭南飞针疗法"注射式"手法，"一拍、二推、三旋转"即腕背屈后，突然手腕掌屈，沿皮快速推入，顺势旋转，迅速将针刺入；岭南腹针采用岭南飞针疗法"飞行旋转式"手法，"一旋、二翻、三点头"即刺手迅速翻腕，如飞鸟展翅一般将针迅速刺入皮下；太阳夹督围刺针采用岭南飞针疗法"指压式"手法，"一压、二提、三旋转"，以浅刺为主，迅速将针刺入皮下。脾俞、胃俞向内斜刺，余穴以直刺为主。选择电针连续波，留针20分钟后出针。

方义 岭南头皮针阳明区多气多血，气血充盛，针刺阳明区可益气补血，厥阴区滋补肝肾，滋阴疏肝；岭南腹针中焦区属脾胃之区，脾胃乃后天之本，气血生化之源，通过针刺可促进气血生成，调补气血，脏腑功能旺盛，筋脉得以濡养；针刺下焦区可疏肝补肾；太阳夹督围刺针上焦区、中焦区、下焦区相配合可疏肝健脾，强筋健骨。

4. 痰瘀阻滞证

治法 健脾化痰，活血通络。

主穴 以岭南头皮针阳明区，岭南腹针中焦区、下焦区，太阳夹督围刺针中焦区、下焦区为主。

配穴 丰隆、血海、脾俞、膈俞。

操作 采用岭南飞针疗法"注射式"手法，"一拍、二推、三旋转"即腕背屈后，突然手腕掌屈，沿皮快速推入，顺势旋转，迅速将针刺入；岭南腹针采用岭南飞针疗法"飞行旋转式"手法，"一旋、二翻、三点头"即刺手迅速翻腕，如飞鸟展翅一般将针迅速刺入皮下；太阳夹督围刺针采用岭南飞针疗法"指压式"手法，"一压、二提、三旋转"，以浅刺为主，迅速将针刺入皮下。脾俞、膈俞向内斜刺，余穴以直刺为主。选择电针连续波，留针20分钟后出针。

方义 岭南头皮针阳明区多气多血，气血充盛，针刺阳明区可益气补血，脾胃运化水湿，痰浊自除；岭南腹针中焦区属脾胃，脾胃乃气血生化之源，脾主运化，胃主受纳，针刺中焦区可使水谷精微得以输布，从而滋养全身，强筋壮骨，充养脑髓；太阳夹督围刺针中焦区可调补气血，补中益气，健脾升清；下焦属肝肾之气汇聚之处，通过针刺下焦区可调补肝肾，利湿化痰。

【病案举隅】

丁某，男，7岁，产前羊水破裂，缺氧导致脑瘫，经检查确定为痉挛型脑瘫，1岁时，高烧诱发癫痫，4岁时癫痫小发作，导致脑瘫症状加重，伴随智力障碍、言语障碍、认知、生活自理能力差，言语不能。

患者伴随两种合并症，应统筹病情，综合治疗。

诊断：小儿脑瘫。

治疗原则：补肾益智，醒神开窍，利喉开音。

主穴：以岭南头皮针阳明区、厥阴区，岭南腹针中焦区、下焦区，太阳夹督围刺针上焦区、中焦区、下焦区为主。

配穴：足三里、太溪、三阴交、血海、太溪。

操作：采用岭南飞针疗法"注射式"手法，"一拍、二推、三旋转"即腕背屈后，突然手腕掌屈，沿皮快速推入，顺势旋转，迅速将针刺入；岭南腹针采用岭南飞针疗法"飞行旋转式"手法，"一旋、二翻、三点头"即刺手迅速翻腕，如飞鸟展翅一般将针迅速刺入皮下；太阳夹督围刺针采用岭南飞针疗法"指压式"手法，"一压、二提、三旋转"，以浅刺为主，迅速将针刺入皮下。足三里、太溪、三阴交、血海、太溪直刺为主，选择电针连续波，留针20分钟后出针。

经过近3个月的治疗，患者智力明显提高，言语进步明显，能够主动提出要求，能够主动叫人问好，逻辑思维提高，能跟熟悉的人玩闹等。

按语：太阳夹督围刺针强调督脉的重要性：

（1）督帅阳气："督"有"都"及"总合"之意，督脉循行腰背正中，上达头间。手足三阳经都与之交会。全身阳经经气皆会于此脉，故督脉为阳脉之海，总督全身之阳气。滑伯仁在《难经本义》指出："督之为言都也，为阳脉之海，所以都纲乎阳脉也。"

（2）统摄真气：肾为先天之本，性命始生之门，无气之根。左肾属水藏真阴，右肾属火藏真阳，中间为命门，维系一身之元气。督脉循行自下而上，贯脊属肾，别络自上而下，故督脉统摄着人体之元气，与生长发育息息相关。李时珍说："元气之所生，真息之所由起。"正是指此而言。

（3）人体生命活动的中枢：《灵枢·经脉》说："人始生，先成精，精成而脑髓生。"肾藏精，主骨生髓，脑髓脊髓均源于肾精。督脉不仅与生殖之肾相络属，更直接入于脑中。脑为智慧之所在，是人体生命活动的中枢。故督脉精气的盛衰，直接支配或调节着人体的精神及功能活动，有统帅人体生命活动中枢的功能。

治疗上采用岭南飞针疗法三术，益肾壮骨，调理任督，健脾和胃，阴阳平调，诸症得除。

第五节 颈椎病（项痹）

项痹，又称"颈筋急""肩颈痛"等，以项部经常疼痛麻木，连及头、肩、上肢，并可伴有眩晕等为主要表现的疾病。痹证的最早记录见于《素问·痹论》。张仲景在《金匮要略》一书把痹证进一步阐述，分为项痹等。西医学中颈椎病又称颈椎综合征，是颈椎骨关节炎、增生性颈椎炎、颈神经根综合征、颈椎间盘脱出症的总称，是一种以退行性病理改变为基础的疾病。主要由于颈椎长期劳损、骨质增生，或椎间盘脱出、韧带增厚，致使颈椎脊髓、神经根或椎动脉受压，出现一系列功能障碍的临床综合征。表现为椎节失稳、松动，髓核突出或脱出，骨刺形成，韧带肥厚和继发的椎管狭窄等，刺激或压迫了邻近的神经根、脊髓、椎动脉及颈部交感神经等组织，引起一系列症状和体征。颈椎病可分为颈型颈椎病、神经根型颈椎病、脊髓型颈椎病、椎动脉型颈椎病、交感神经型颈椎病、混合型颈椎病。

【病因病机】

项痹的发生主要与正虚劳损，感受外邪有关。正气虚弱，气血不足，筋脉失养，故不荣则痛；长期伏案，劳损过度，伤及筋脉，项部气血瘀滞，或感受风、寒、湿等外邪，经络痹阻，气血不通，故不通则痛。

【辨证】

主症 颈部疼痛、麻木、酸胀，连及头、肩部、上臂疼痛，有相应的压痛点伴感觉异常。颈部僵直板硬，转动不灵，活动受限，上肢乏力，甚至肌肉萎缩，部分患者可有眩晕、耳鸣、头痛、视物模糊等症状。

颈肩及上肢窜痛麻，以痛为主，头有沉重感，颈部僵硬，活动不利，兼见恶寒畏风，舌淡红，苔淡白，脉弦紧。属风寒痹阻证。

颈肩部及上肢刺痛，痛处固定，兼见肢体麻木，舌质暗，苔薄白脉弦。属气滞血瘀证。

头晕目眩，头痛如裹，兼见四肢麻木不仁，纳呆，舌暗红，苔厚腻，脉弦滑。属痰湿阻络证。

眩晕头痛，耳鸣耳聋，失眠多梦，兼见肢体麻木，面红目赤，舌红少津，脉弦。属肝肾不足证。

头痛目眩，兼见面色苍白，心悸气短，四肢麻木，倦怠乏力，舌淡苔少，脉细弱。属气血亏虚证。

【治疗】

1. 实证

治法 理气驱邪，通经止痛。

主穴 以岭南头皮针太阳2组、少阳2组，岭南腹针上焦区、中焦区，太阳夹督围刺针上焦区、中焦区为主。

配穴 风寒痹阻者，加列缺、腰阳关；气滞血瘀者，加天枢、血海；痰湿阻络者，加阴陵泉、足三里、丰隆。

操作 采用岭南飞针疗法"注射式"手法，"一拍、二推、三旋转"即腕背屈后，突然手腕掌屈，沿皮快速推入，顺势旋转，迅速将针刺入；岭南腹针采用岭南飞针疗法"飞行旋转式"手法，"一旋、二翻、三点头"即刺手迅速翻腕，如飞鸟展翅一般将针迅速刺入皮下；太阳夹督围刺针采用岭南飞针疗法"指压式"手法，"一压、二提、三旋转"，以浅刺为主，迅速将针刺入皮下。选择电针连续波，留针20分钟后出针。

方义 痹证的发生与气血失和密切相关，头为诸阳之会，手、足三阳经循颈项部交汇于头部，岭南飞针疗法之头部太阳2组、少阳2组，多气多血，针刺之可促进诸经络气血运行，疏通经络。岭南腹针上焦区、中焦区对应心、肺、脾、胃，肺为华盖，最先受邪，即病防变，病未入里，针刺上焦区解表驱邪，固护卫气；又津液运行不畅，水饮痰湿瘀血阻滞，针刺中焦区健脾理气，通畅三焦，通络驱邪。督脉为阳经之海，总督阳经，激发经气、脏腑机能；足太阳膀胱经背俞穴对应五脏六腑，针刺太阳夹督围刺针上焦区、中焦区可调五脏神气，健运神机，温化寒湿痰邪、化瘀通络止痛。

2. 虚证

治法 养肾益气，和血通络。

主穴 以岭南头皮针厥阴3组、阳明1组、阳明2组，岭南腹针中焦区、下焦区，太阳夹督围刺针中焦区、下焦区为主。

配穴 肝肾亏虚者，加悬钟、三阴交；气血亏虚者，加关元、足三里。

操作 采用岭南飞针疗法"注射式"手法，"一拍、二推、三旋转"即腕背屈后，突然手腕掌屈，沿皮快速推入，顺势旋转，迅速将针刺入；岭南腹针采用岭南飞针疗法"飞行旋转式"手法，"一旋、二翻、三点头"即刺手迅速翻腕，如飞鸟展翅一般将针迅速刺入皮下；太阳夹督围刺针采用岭南飞针疗法"指压式"手法，"一压、二提、三旋转"，以浅刺为主，迅速将针刺入皮下。选择电针连续波，留针20分钟后出针。

方义 岭南头皮针阳明区多气多血，气血充盛，阳明胃经与脾经相表里，针刺阳明1组、阳明2组，可益气补血、健脾生血。心主血脉，心包属心系，肝主藏血、疏泄，针刺厥阴3组，通过经络系统调节相应脏腑，理气和血。针刺头部又引气血上达颈项头面，促进局部功能恢复。岭南腹针中焦区属脾胃区，脾胃为后天之本，气血生化之源，通过针刺促进气血生成，精微布散，肝肾得养；针刺下焦区调补真元，引气血下养肾脏命门，固护肾气。太阳夹督围刺针中焦区、下焦区相配益气健脾，补益肝肾，调和气血而止痹痛。

【病案举隅】

周某，女，38岁，2016年06月24日初诊。主诉：颈部疼痛伴双上肢麻木3个月余。现病史：缘患者职业原因长时间久坐伏案，3个月前出现颈部疼痛明显，伴双上肢麻木，自行外用膏药，休息后可缓解，但症状反复。曾于当地社区医院诊断为颈椎病，并予针灸治疗及西医药物治疗未见明显好转而来诊。

现症见：颈部疼痛，疼痛针刺样，伴活动受限，转颈抬头时颈部双侧牵拉痛明显，双上肢麻木，偶有头晕，纳可，眠差，舌暗红，苔薄白，舌下脉络迂曲，色紫暗，脉细涩。既往体健。查体：扣顶试验（+），颈椎棘突、棘突旁压痛（+），双侧臂丛神经牵拉试验（+）。

中医诊断：项痹；气血失和，瘀血阻络证。

西医诊断：混合型颈椎病。

治当以调和气血，通络止痛为则。初诊针刺选择俯卧位，以岭南飞针疗法三术为法。根据气血失和，瘀血阻络的证型特点，选取岭南头皮针厥阴3组、少阳2组、太阳2组，岭南腹针中焦区、下焦区，太阳夹督围刺针中焦区、下焦区为治疗主穴，选取膈俞、天枢、血海、足三里、三阴交为治疗配穴。腹部、下肢穴位连接电针连续波，留针20分钟后出针。针刺治疗1次后，颈部疼痛明显缓解，活动受限改善，抬头时无颈部疼痛。嘱患者忌生冷油腻之品，次日复诊。

针刺治疗4周后，颈部疼痛缓解，无活动受限，双上肢麻木改善明显，遗留双手手指轻度麻木感，无头晕，舌淡红，苔薄白，舌下脉络无迂曲，色较前变淡，脉平和。后未再复诊。半年后随访自述现自行加强护理，颈部疼痛、头晕症状未再出现。

按语：本案患者青年女性，病程相对较短，症状明显，病情反复，因长时间低头劳累，致局部经脉壅滞。又长时间工作，劳则虚耗气血，又引起气虚血瘀。瘀血阻滞经络，经络不通，不通则痛；瘀血不去，新血不生，荣养失职，引起不荣则痛。气血不通不足，则肢末失养，见肢体麻木。颈部脉络不通，气血不上充脑窍，则见头晕。故患者病机为气血失和，瘀血阻络。治疗上，采用岭南飞针疗法，治疗以调和气血，通络止痛为则，选取岭南头皮针厥阴3组理气活血通络，少阳2组、太阳2组和血补虚；岭南腹针中焦区、下焦区健脾理气，益气扶正；太阳夹督围刺针中焦区、下焦区和血益肾，行气血止痹痛，兼顾扶正与驱邪，补虚泻实，疏通经络，达到治疗的目的。

第六节 腰痛

　　腰痛又称"节伤""腰强"和"腰脊痛"等，是指腰部感受外邪，或因劳伤，或由肾虚而引起气血运行失调，脉络绌急，腰府失养所致的以腰部一侧或两侧疼痛为主要症状的一类病证。

　　西医学中腰痛是一种临床常见症状，引起腰痛的原因很多。除运动系统疾病与外伤以外，其他器官的疾病也可引起腰痛。如泌尿系统炎症或结石、肾小球肾炎、某些妇科疾病(盆腔炎、子宫后倾等)、妊娠、腰部神经根炎和某些腹部疾病皆可出现腰痛。腰背部是人体用力最多的部位，为人体提供支持并保护脊柱，对长期在办公室久坐而缺少运动的人，或是因为工作需要久站的人，长时间维持一个体位或姿势太久，就容易造成腰背部的疼痛并引发腰骶部慢性骨筋膜间隔综合征，也有的是在重复性损伤后积累发病。很多慢性腰痛患者与慢性骨筋膜间隔综合征有关，原因可能是骨筋膜间隔内压升高导致腰背筋膜下间隙消失，肌肉血流量下降，疏松脂肪组织变性。由于这种损害，造成了患者无论是多走、多坐还是多卧，都会腰疼，即长时间保持一种姿势容易导致腰疼。本章腰痛主要指风湿性腰痛、腰肌劳损、腰椎间盘突出症等脊柱病变引起的腰痛。

【病因病机】

中医学认为，腰为脊之下枢，藏髓之骨节，督脉之要道，藏诸筋，会诸脉。腰部扭挫、闪失，腰节受损，致使脊窍错移，气血瘀滞，筋肌挛急而痛。窍核受损，突出于窍，碍于脊髓，诸脉络受阻，气血瘀滞于经络，则经气不通，不通则痛、不荣则痛，则见腰痛，经脉失挈，沿经脉循行而发为筋腿痛、麻木。

【辨证】

主症　急性期：腰腿痛剧烈，活动受限明显，不能站立、行走，肌肉痉挛。缓解期：腰腿疼痛缓解，活动好转，但仍有痹痛，不耐劳。康复期：腰腿病症状基本消失，但有腰腿乏力，不能长时间站立、行走。

常见于急性期，腰腿痛如针刺，痛有定处，日轻夜重，腰部板硬，俯仰转侧困难，痛处拒按。舌质紫暗，或有瘀斑，脉弦紧或涩。属血瘀型。

腰腿冷痛重着，转侧不利，静卧痛不减，受寒及阴雨疼痛加重，肢体发凉。舌质淡，苔白或腻，脉沉紧或濡缓。属寒湿型。

腰部疼痛，腿软无力，痛处有热感，遇热或雨天痛增，活动后痛减，恶热口渴，小便短赤。苔黄腻，脉濡数或弦数。属湿热型。

腰部酸痛，腿膝乏力，劳累更甚，卧则痛减。面色晄白，手足不温，少气懒言，腰腿发凉，或有阳痿、早泄，妇女带下清稀；舌质淡，脉沉迟。属肾阳虚型。

腰腿痛缠绵日久，反复发作，乏力、不耐劳，劳则加重，卧则减轻；心烦失眠，口苦咽干，舌红少津，脉弦细而数。属肝肾亏虚型。

【治疗】

1. **实证**

治法　行气活血，驱邪止痛。

主穴　以岭南头皮针太阳1组、太阳2组、少阳1组，岭南腹针中焦区，太阳夹督围刺针上焦区、中焦区为主。

配穴　血瘀者，加血海、太冲；寒湿者，加足三里、丰隆；湿热者，加阴陵泉、中极。

操作　采用岭南飞针疗法"注射式"手法，"一拍、二推、三旋转"即腕背屈后，突然手腕掌屈，沿皮快速推入，顺势旋转，迅速将针刺入；岭南腹针采用岭南飞针疗法"飞行旋转式"手法，"一旋、二翻、三点头"即刺手迅速翻腕，如飞鸟展翅一般将针迅速刺入皮下；太阳夹督围刺针采用岭南飞针疗法"指压式"手法，"一压、二提、三旋转"，以浅刺为主，迅速将针刺入皮下。选择电针连续波，留针20分钟后出针。

方义　本病根据腰腿部症状主要归属督脉和足太阳、足少阳经脉。头为诸阳之会，督脉、足三阳经均上达头部，头部直接或间接地调节诸经络生理功能。岭南飞针疗法通过针刺头部太阳1组、太阳2组和少阳1组，疏通督脉和足三阳经经络气血，驱散病邪，通则不痛。腹部循行有任脉、脾胃经，中焦区对应脾胃肝胆，为人体气血运行要道，针刺中焦区调整脾胃肝胆功能，调动上下气机，三焦通畅，气行湿化血和。督脉、足太阳膀胱经贯通腰部，督脉为腰之要道，阳气充盛，足太阳膀胱经多血多气，两经脉配合，相辅相成，针刺太阳夹督围刺针上焦区、中焦区宣发气血瘀滞，激发脾脏经络气机，促进腰部气血运行，散邪通络止痛。

2. 虚证

治法　补益肝肾，和血通络。

主穴　以岭南头皮针阳明2组、厥阴3组，岭南腹针中焦区、下焦区，太阳夹督围刺针中焦区、下焦区为主。

配穴　肾阳虚者，加足三里、关元；肝肾阴虚者，加三阴交、太溪。

操作　采用岭南飞针疗法"注射式"手法，"一拍、二推、三旋转"即腕背屈后，突然手腕掌屈，沿皮快速推入，顺势旋转，迅速将针刺入；岭南腹针采用岭南飞针疗法"飞行旋转式"手法，"一旋、二翻、三点头"即刺手迅速翻腕，如飞鸟展翅一般将针迅速刺入皮下；太阳夹督围刺针采用岭南飞针疗法"指压式"手法，"一压、二提、三旋转"，以浅刺为主，迅速将针刺入皮下。选择电针连续波，留针20分钟后出针。

　　方义　岭南头皮针阳明区与多气多血之阳明经相应，针刺阳明2组，益气补血，加强经络气血运行，厥阴区与手足厥阴经同气相求，心包从心系，肝主疏泄，针刺厥阴3组可调和气血，理气止痛，两组协同可补气血阴阳之不足，行气血津液之停滞，经络血脉疏通充盈，腰部荣则不痛。岭南腹针中焦区承上启下，针刺改善脾胃气机，养肝和血，针刺下焦区引气血下归真元，补益先天，益肾强筋。太阳夹督围刺针中焦区、下焦区相配通畅督脉，精微输布，肝肾滋养，筋韧骨坚，腰府充实，腰膝不废。

　　【病案举隅】

　　程某，女，46岁，2017年05月03日初诊。以"反复腰骶部酸痛不适5年，加重伴腰背僵硬1周"就诊。现病史：缘患者职业原因，久坐久站，5年前开始出现腰骶部酸痛不适，劳累、受凉时加重，休息后可缓解，症状反复发作，逐渐加重，1周前久坐久站出现腰骶部疼痛加重并伴腰背部活动受限，疼痛影响睡眠，下蹲起立困难，遂于3天前至当地社区医院门诊就诊，门诊医师予行针灸、推拿治疗，诉治疗效果不佳，腰骶部疼痛及腰背部僵硬无缓解。

　　现症见：腰骶部疼痛明显，腰背部活动受限，下蹲起立困难，舌质淡胖有齿痕、苔薄白、脉细滑。既往体健。查体：腰背部活动受限，以前屈后仰为主，腰椎生理曲度变直，腰骶部肌肉僵硬、压痛，伴腰骶部叩击痛，左侧直腿抬高及加强试验（±）、挺腹试验（−）。外院腰部DR示：脊柱生理曲度消失，L5／S1椎间隙变窄。

　　中医诊断：腰痛病；肝肾不足，寒湿阻滞型。

　　西医诊断：腰椎间盘突出症。

　　治当以补益肝肾，温化寒湿为则。初诊针刺选择俯卧位，以岭南飞针疗法三术为法。根据肝肾不足，寒湿阻滞型的证型特点，选取岭南头皮针太阳1组、太阳2组、阳明2组、厥阴3组，岭南腹针中焦区、下焦区，太阳夹督围刺针中焦区、下焦区为治疗主穴；选取关元、足三里、丰隆、三阴交、太溪为治疗配穴。腹部、下肢穴位连接电针连续波，留针20分钟后出针。患者出针后自述患者腰骶部不适减轻明显，腰背部僵硬感缓解，活动受限改善，蹲下起立动作轻快，次日就诊时反应夜间无腰痛，睡眠改善。

3诊后，腰骶疼痛基本消失，无腰背部僵硬感，腰部前伸、后仰幅度接近正常。

前后共治疗12次，患者腰骶部疼痛完全消失。6个月后电话随访患者诉腰背部僵硬、活动受限未见复发。

按语：本案患者中年女性，病程长，病情反复发作，急性加重，症状明显，职业原因"久坐伤肉""久立伤骨"，结合患者舌脉，又见脾虚之象，又因风寒湿等外邪乘虚侵袭机体导致局部气血失和，经络不通，不通则不荣，局部正虚邪盛，"不通则痛，不荣则痛"；局部"营卫不相联属，血不行而气又不至"致瘀血凝滞，经络闭阻则疼痛明显；寒主收引，筋肉骨节失养，则腰背部僵硬，活动受限。本症病机关键在于腰痛者体虚，外邪引动致气血失和，经络失调，本虚为肝肾不足，标实为寒湿阻滞。治疗上，采用岭南飞针疗法，以调和气血，固本驱邪为则，选取岭南头皮针太阳1组、太阳2组解表散寒，固卫，阳明2组调和气血、扶正以驱邪，厥阴3组和血通络止痛；岭南腹针中焦区、下焦区益气健脾，扶助正气；太阳夹督围刺针中焦区、下焦区通畅督脉，助阳散寒，补益肝肾，通络止痛，荣而不虚，通而无瘀，筋骨强，疼痛去，标本兼治，达到治疗目的。

第七节 头痛

头痛是指由于外感或内伤，致使脉络拘急或失养，清窍不利所引起的以头颅上半部，包括眉弓、耳轮上缘和枕外隆突连线以上部位的疼痛。头痛既是病证，也是症状，可以发生于多种急慢性疾病过程中，有时亦是某些相关疾病加重或恶化的先兆。《黄帝内经》称本病为"脑风""首风"，《素问·风论》认为其病因乃外在风寒邪气犯于头脑而致。《素问·五脏生成篇》还提出"是以头痛巅疾，下虚上实"的病机。《伤寒论》在太阳病、阳明病、少阳病、厥阴病篇章中较详细地论述了外感头痛病的辨证论治。西医将头痛分为原发性和继发性两类。前者病因不明确，也称为特发性头痛，常见的如偏头痛、紧张型头痛；后者病因可涉及各种颅内病变如脑血管疾病、颅内感染、颅脑外伤，全身性疾病如发热、内环境紊乱及滥用精神活性药物等。发病年龄常见于青年、中年和老年。本病近年来发病率呈上升趋势，针灸为治疗该疾病的重要手段之一，疗效显著。

【病因病机】

1. 感受外邪

多因起居不慎，坐卧当风，感受风寒湿热等外邪上犯于头，清阳之气受阻，气血不畅，阻遏络道而发为头痛。外邪中以风邪为主，风为阳邪，"伤于风者，上先受之"。

2. 情志郁怒

长期精神紧张、忧郁，肝气郁结，肝失疏泄，络脉失于条达拘急而头痛；或平素性情暴逆，恼怒太过，气郁化火，日久肝阴被耗，肝阳失敛而上亢，气壅脉满，清阳受扰而头痛。

3. 饮食不节

素嗜肥甘厚味，暴饮暴食，或劳伤脾胃，以致脾阳不振，脾不能运化转输水津，聚而痰湿内生，以致清阳不升，浊阴不降，清窍为痰湿所蒙；或痰阻脑脉，痰瘀痹阻，气血不畅，均可致脑失清阳、精血之充，脉络失养而痛。如朱丹溪所言"头痛多主于痰"。饮食伤脾，气血化生不足，气血不足以充营脑海，亦为头痛之病因病机。

4. 内伤头痛

多见于先天禀赋不足，或劳欲伤肾，阴精耗损，或年老气血衰败，或久病不愈，产后、失血之后，营血亏损，气血不能上营于脑，髓海不充则可致头痛。此外，外伤跌仆，或久病入络则络行不畅，血瘀气滞，脉络失养而易致头痛。

【临床表现】

患者自觉头部包括前额、额颞、顶枕等部位疼痛，为本病的症候特征。按部位中医有在太阳、阳明、少阳，或在太阴、厥阴、少阴，或痛及全头的不同，但以偏头痛者居多。按头痛的性质有掣痛、跳痛、灼痛、胀痛、重痛、头痛如裂或空痛、隐痛、昏痛等。按头痛发病方式，有突然发作，有缓慢而病。疼痛时间有持续疼痛，痛无休止，有痛势绵绵，时作时止。根据病因，还有相应的伴发症状。

【辨证】

1. 辨外感内伤

可根据起病方式、病程长短、疼痛性质等特点进行辨证。外感头痛，一般发病较急，病势较剧，多表现掣痛、跳痛、胀痛、重痛、痛无休止，每因外邪所致。内伤头痛，一般起病缓慢，痛势较缓，多表现隐痛、空痛、昏痛、痛势悠悠，遇劳则剧，时作时止。

2. 辨疼痛性质

辨疼痛性质有助于分析病因。掣痛、跳痛，多为阳亢、火热所致；重痛，多为痰湿；冷感而刺痛，为寒厥；刺痛固定，常为瘀血；痛而胀者，多为阳亢；隐痛绵绵或空痛者，多精血亏虚；痛而昏晕者，多气血不足。

3. 辨疼痛部位

辨疼痛部位有助于分析病因及脏腑经络。一般气血、肝肾阴虚者，多以全头作痛；阳亢者，痛在枕部，多连颈肌；寒厥者，痛在巅顶；肝火者，痛在两颞。就经络而言，前部为阳明经，后部为太阳经，两侧为少阳经，巅顶为厥阴经。

4. 辨诱发因素

因劳倦而发，多为内伤，气血阴精不足；因气候变化而发，常为寒湿所致；因情志波动而加重，与肝火有关；因饮酒或暴食而加重，多为阳亢；外伤之后而痛，应属瘀血。

【治疗】

治法 疏调经脉，通经止痛。

主穴 阳明头痛以岭南头皮针阳明1组、阳明2组，岭南腹针中焦区，太阳夹督围刺针中焦区为主；少阳头痛以岭南头皮针少阳1组、少阳2组，岭南腹针中焦区，太阳夹督围刺针中焦区为主；太阳头痛以岭南头皮针太阳1组、太阳2组，岭南腹针下焦区，太阳夹督围刺针下焦区为主；厥阴头痛以岭南头皮针厥阴1组、厥阴2组、厥阴3组，岭南腹针中焦区，太阳夹督围刺针中焦区为主；全头痛以岭南头皮针阳明1组、厥阴1组、厥阴3组、少阳1组、太阳1组，岭南腹针上焦区、中焦区、下焦区三区，太阳夹督围刺针上焦区、中焦区、下焦区三区。

配穴 外感头痛：风寒头痛配风池、列缺；风热头痛配大椎、曲池；风湿头痛配偏历、阴陵泉。内伤头痛：肝阳上亢配太冲、侠溪、三阴交；肾精不足配太溪、三阴交；气血亏虚配气海、足三里；痰浊上扰配丰隆；瘀阻脑络配血海。

操作 采用岭南飞针疗法"注射式"手法，"一拍、二推、三旋转"即腕背屈后，突然手腕掌屈，沿皮快速推入，顺势旋转，迅速将针刺入；岭南腹针采用岭南飞针疗法"飞行旋转式"手法，"一旋、二翻、三点头"即刺手迅速翻腕，如飞鸟展翅一般将针迅速刺入皮下；太阳夹督围刺针采用岭南飞针疗法"指压式"手法，"一压、二提、三旋转"，以浅刺为主，迅速将针刺入皮下。风池针尖向鼻尖斜刺0.8~1.2寸，列缺向上斜刺0.5~0.8寸，偏历直刺0.5~0.8寸。大椎、太溪、太冲、侠溪直刺0.5~1寸，阴陵泉、足三里直刺1~2寸；三阴交、气海、丰隆、血海、曲池直刺1~1.5寸。选择电针连续波，留针20分钟后出针。

方义 头为神明之府、诸阳之会，五脏精华之血，六腑清阳之气皆能上注于头。头部选区以疼痛部位为主要依据，以调和气血，通络止痛。腹部是脏腑所在的主要区域，分布着大量经脉，将气血向全身输布，因此飞针浅刺腹部区域可调整气机阴阳，实现人体阴阳动态平衡，从而使头部阴平阳秘，气从以顺。太阳夹督围刺督脉与膀胱经腧穴，以调理经气，振奋诸阳，提纲挈领，通过头面部的各条阳经，使得神有所归，气有所定。

【病案举隅】

柳某，男，45岁，2018年1月8日以"反复头痛1年余，加重1周"为主诉就诊。1年前因车祸撞伤前额，未见外伤出血，头颅CT未见明显异常，当时稍感恶心，无呕吐，休息数小时后缓解，后反复出现前额痛，以突发刺痛为主，多在夜间出现，平日偶有胸胁胀痛，情志抑郁不舒，沉默寡言。

现症见：头部持续刺痛，唇舌紫暗，舌边见瘀点，苔薄白，脉细涩。

中医诊断：头痛；气滞血瘀证。

西医诊断：继发性头痛。

治当行气活血，通络止痛。初诊针刺以岭南飞针疗法三术为法。根据疼痛部位以前额为主，选取岭南头皮针阳明1组、阳明2组；根据气滞血瘀的证型特点，岭南腹针选择中焦区、下焦区，太阳夹督围刺针中焦区为治疗主穴，选取血海、膻中、太冲为治疗配穴。腹部穴位连接电针连续波，留针20分钟后出针。头皮针每天执行，腹针与太阳夹督围刺交替进行，每5天休息1天。第1个疗程结束后患者头痛每次发生时间减短，痛势减轻，情志明显较前开朗，舌红稍紫，脉仍有滞涩感。第2个疗程结束后头痛发生频率明显减低，脉象从容缓和。

按语：头痛的治疗应先分内外虚实，再辨经络，外感头痛治疗当以祛邪活络为主，视其所邪，分别采用祛风、散寒、化湿、清热等法。内伤所致多虚，治疗以补虚为要，视其所虚，分别采用益气升清、滋阴养血、益肾填精。再根据头痛经络归经以选区。本案患者头痛由外伤引起，日久脑中瘀血阻滞，加之患者肝气不舒，加重血瘀状态，发为头痛。本症病机关键在于气滞、血瘀并存，治疗上，采用岭南飞针疗法，调和阴阳，活血行气，化瘀通络，以化解瘀滞，从根本上改善头痛症状。

第八节 眩晕

眩晕是目眩和头晕的总称，两者常同时并见，故统称为"眩晕"，患者视物旋转或感觉自身旋转，不敢睁眼，同时可伴有步态不稳，不能直线行走等共济失调症状以及恶心、呕吐、不同程度耳鸣、眼球震颤等。《说文解字》云："眩，目无常主也；晕，日月气也。"《黄帝内经》对其涉及脏腑、病性归属方面均有记述，如《素问·至真要大论》认为"诸风掉眩，皆属于肝"，指出眩晕与肝关系密切。《灵枢·卫气篇》认为"上虚则眩"，《灵枢·口问》说："上气不足，脑为之不满，耳为之苦鸣，头为之苦倾，目为之眩"，《灵枢·海论》认为"脑为髓海"，而"髓海不足，则脑转耳鸣"，认为眩晕一病以虚为主。汉代张仲景认为痰饮是眩晕发病的原因之一，为后世"无痰不作眩"的论述提供了理论基础，并且用泽泻汤及小半夏加茯苓汤治疗眩晕。西医认为本病是由于平衡器官病变或功能紊乱所导致的一种异常的旋转运动感觉，并常伴有平衡功能的丧失。

眩晕分为周围性眩晕和中枢性眩晕。前者由内耳迷路或前庭部分、前庭神经颅外段（在内听道内）病变引起，包括急性迷路炎、梅尼埃病等。后者是指前庭神经核、脑干、小脑和大脑颞叶病变引起的眩晕。眩晕为临床常见病证，多见于中老年人，亦可发于青年人。本病可反复发作，妨碍正常工作及生活，严重者可发展为中风、厥证或脱证而危及生命。临床上用头皮针防治眩晕，对控制眩晕的发生、发展具有较好疗效。

【病因病机】

眩晕的病位在头窍，与肝、脾、肾三脏有关。由情志、饮食内伤、体虚久病、失血劳倦及外伤、手术等病因引起，风、火、痰、瘀上扰清空或精亏血少，清窍失养为基本病机。眩晕病理变化多为虚实两端，虚者为髓海不足，清窍失养；实者为风、火、痰、瘀扰乱清空。病性以虚者为多，气血亏虚、肾精不足、肝肾亏虚所导致的眩晕多为虚证；因痰浊中阻、瘀血阻窍、肝阳上亢所导致的眩晕属实证或本虚标实之证。在病变过程中，各个证候之间彼此影响，相互转化。

【辨证】

1. 辨主症

头晕、目眩，轻者仅眼花，头重脚轻，或摇晃浮沉感，闭目即止；重则如坐车船，视物旋转，甚则欲仆。

2. 辨脏腑

眩晕病位虽在清窍，但与肝、脾、肾三脏功能失常关系密切。肝阴不足，肝郁化火，均可导致肝阳上亢，其眩晕兼见头胀痛，面潮红等症状。脾虚气血生化乏源，眩晕兼有纳呆，乏力，面色㿠白等；脾失健运，痰湿中阻，眩晕兼见纳呆，呕恶，头重，耳鸣等；肾精不足之眩晕，多兼腰酸腿软，耳鸣如蝉等。

3. 辨虚实

眩晕以虚证居多，挟痰挟火亦兼有之。一般新病多实，久病多虚，体壮者多实，体弱者多虚，呕恶、面赤、头胀痛者多实，体倦乏力、耳鸣如蝉者多虚，发作期多实，缓解期多虚。病久常虚中夹实，虚实夹杂。

4. 辨体质

面白而肥多为气虚多痰，面黑而瘦多为血虚有火。

5. 辨标本

眩晕以肝肾阴虚、气血不足为本，风、火、痰、瘀为标。其中阴虚多见咽干口燥，五心烦热，潮热盗汗，舌红少苔，脉弦细数；气血不足则见神疲倦怠，面色不华，爪甲不荣，纳差食少，舌淡嫩，脉细弱。标实又有风性主动，火性上炎，痰性黏滞，瘀性留著之不同，要注意辨别。

【治疗】

1. 实证

治法　平肝潜阳，化痰定眩。

主穴　以岭南头皮针厥阴1组、厥阴2组、少阳1组、少阳2组，岭南腹针中焦区，太阳夹督围刺针中焦区为主。

配穴　肝阳上亢者，配行间、侠溪、太溪；寒凝者，加归来；痰湿中阻者，配中脘、丰隆、阴陵泉。

操作　采用岭南飞针疗法"注射式"手法，"一拍、二推、三旋转"即腕背屈后，突然手腕掌屈，沿皮快速推入，顺势旋转，迅速将针刺入；岭南腹针采用岭南飞针疗法"飞行旋转式"手法，"一旋、二翻、三点头"即刺手迅速翻腕，如飞鸟展翅一般将针迅速刺入皮下，以泄法稍行针；太阳夹督围刺针采用岭南飞针疗法"指压式"手法，"一压、二提、三旋转"，针尖向上，以浅刺为主，迅速将针刺入皮下。行间、侠溪直刺0.3~0.5寸，太溪直刺0.5~1寸，归来、中脘、丰隆直刺1~1.5寸，阴陵泉直刺1~2寸。选择电针连续波，留针20分钟后出针。

方义　本病病位在头，实证多由肝阳上扰引起，岭南飞针疗法通过针刺头部厥阴区、少阳区，以疏泄肝胆，平息肝阳，化解上冲之阳气；肝胆、脾胃位于腹部中焦区域，于此处行腹针浅刺可疏利肝胆气机，清利脑窍以定眩；还可宽胸理气，化痰止呕。足太阳膀胱经为背俞穴所在经脉，可调治五脏六腑，背部中焦区肝胆脾胃脉气充盛，针刺太阳夹督围刺针中焦区可调理中焦气机，冲和亢盛之意。

2. 虚证

治法　益气养血，补肾益心。

主穴　以岭南头皮针阳明1组、阳明2组、太阳1组、太阳2组，岭南腹针中焦区，太阳夹督围刺针中焦区、下焦区为主。

配穴　肾精亏虚，配志室、悬钟、三阴交；气血不足，配气海、脾俞、胃俞。

操作　采用岭南飞针疗法"注射式"手法，"一拍、二推、三旋转"即腕背屈后，突然手腕掌屈，沿皮快速推入，顺势旋转，迅速将针刺入；岭南腹针采用岭南飞针疗法"飞行旋转式"手法，"一旋、二翻、三点头"即刺手迅速翻腕，如飞鸟展翅一般将针迅速刺入皮下；太阳夹督围刺针采用岭南飞针疗法"指压式"手法，"一压、二提、三旋转"，浅刺且针尖向下，随经脉去向进针。志室直刺0.5~0.8寸，悬钟、三阴交、气海直刺1~1.5寸；脾俞、胃俞斜刺0.5~0.8寸。选择电针连续波，留针20分钟后出针。

方义　阳明为多气多血之经，故相应阳明区气血充盛，针刺阳明区可益气补血。足太阳膀胱经与足少阴肾经相为表里，针刺太阳区可调动肾之阴阳，肾阳化气，气能生血，肾阴化精，充脑填髓，气血精津充盛，则眩晕自止；岭南腹针中焦区属脾胃之区，脾胃乃后天之本，气血生化之源，飞针浅刺相应区域可调动气血运行，以助脾胃运化水谷，化生气血；配合太阳夹督围刺针中焦区、下焦区可调补脾肾，益血生髓。

【病案举隅】

李某，男，68岁，2015年2月3日以"头晕2年余，加重3天"为主诉就诊。既往体质一般，起床及站起时出现头晕，无房屋旋转感，平日气短疲惫，活动后加重，胃纳较差，排便无力，大便多溏泄。3天前头晕加重，呈持续状态，体位从低至高改变时，出现一过性黑蒙，站立不稳，数秒后缓解。

现症见：头晕，气短乏力，面色苍白，眼睑及嘴唇无血色，舌淡白，苔薄白，脉沉细无力。

中医诊断：眩晕；气血亏虚证。

西医诊断：后循环缺血。

治当益气养血，健运脾胃。初诊针刺以岭南飞针疗法三术为法。根据气血亏虚的证型特点，选取岭南头皮针阳明1组、阳明2组、太阳1组、太阳2组；岭南腹针中焦区、下焦区；太阳夹督围刺针中焦区为治疗主穴。根据气血亏虚的证型特点，选取血海、足三里为治疗配穴。腹部穴位连接电针连续波，留针20分钟后出针。疗程共10天，头皮针每天执行，腹针与太阳夹督围刺交替进行，每5天休息1天。疗程结束后患者自述眩晕症状缓解，一过性黑蒙消失，胃纳改善，疲乏感减轻，眼睑、嘴唇较前红润。

按语：眩晕的治疗原则主要是补虚而泻实，调整阴阳。虚证以肾精亏虚、气血衰少居多，精虚者填精生髓，滋补肝肾；气血虚者宜益气养血，调补脾肾。实证则以潜阳、泻火、化痰、逐瘀为主要治法。本案患者为老年男性，证属气血亏虚，缘患者年老体虚，脏腑功能衰退，脾胃气虚，运化无力，水谷精微无法化生气血，气虚则血无以行，血虚则无以上荣头目，日久则呈眩晕。本症病机关键在于脾胃虚弱，气血不足，治疗上，采用岭南飞针疗法调补脾胃，以助气血化生，调气行血以助气血运行、濡养于周身。腹部任脉属阴，为阴脉之海，背部督脉属阳，为阳脉之海，阴阳同调，则卫阳与营阴同生，取得气血同补的效果。

第九节　痴呆

痴呆，称"健忘"，是以呆傻愚笨为主要临床表现的一种神志疾病。关于痴呆的记载最早见于《灵枢·天年》："六十岁，心气始衰，苦忧悲，血气懈惰，故好卧。……八十岁，肺气衰，魄离，故言善误。"其轻者可见寡言少语，反应迟钝，善忘等症；重则表现为神情淡漠，终日不语，哭笑无常，分辨不清昼夜，外出不知归途，不欲食，不知饥，二便失禁等，生活不能自理。本文所讨论的内容为成年人痴呆，小儿先天性痴呆不在讨论之列。西医学的痴呆综合征，包括阿尔茨海默病、血管性痴呆、正常压脑积水、脑肿瘤、麻痹性痴呆、中毒性脑病等。其中最常见的是阿尔茨海默病、血管性痴呆，不包括老年抑郁症、老年精神病。当上述疾病出现类似本节的症候者，可参考本节进行辨证论治。

【病因病机】

痴呆多由七情内伤，久病年老等病因，导致髓减脑消，神机失用，是以本虚标实为特征的老年常见疾病，本虚为肾精不足，髓海亏虚，清阳不升；标实为痰浊、瘀血蒙蔽清窍，闭阻脑络。肾为先天之本，肾虚则五脏虚衰，津液气血失却运化导致痰浊、瘀血等的产生，即因虚致实；痰瘀为患又阻碍气血津液的生成和输布，使本虚更甚，即因实致虚。本虚标实互为因果，形成恶性循环，使得病程缠绵，病症多端。

【辨证】

主症 表现纷繁多样，总以渐进加重的善忘前事、呆傻愚笨以及性情改变为其共有特征症状。

神情恍惚，言语颠倒，善忘，判断错乱，多疑善虑，心悸不安，兼见眩晕头痛，心烦不寐，咽干舌燥，尿赤便干，舌红苔黄，脉弦数。属心肝火盛证。

精神抑郁，神情呆滞或神思不敏，言语迟钝，静而少言，健忘嗜睡，哭笑无常，失认失算，闭门独户，不欲见人，兼见头重如裹，腹胀痞满，倦怠乏力，纳呆气短，舌淡，苔厚腻，脉濡滑。属痰浊阻窍证。

神情恍惚，目光晦暗，语言涩滞，忘却前事，不慧失聪，辨认错乱，兼见头痛如刺，口干不欲饮，久病反复加重或肢体麻木不遂，舌紫暗有瘀斑、瘀点，苔薄白，脉弦细或涩。属瘀滞脑络证。

神情呆滞，远近无记，反应迟钝，言不达意，发脱齿落，步履艰难，忽笑忽哭，失认失算，行为幼稚，兼见头晕耳鸣，倦怠思卧，毛发枯槁，骨软痿弱，舌淡苔白，脉沉细弱，两尺无力。属髓海不足证。

神情恍惚，双目少神，形瘦神疲，言语不清，心神不定，举动不经，善忘善惑，失认失算，兼见颧红盗汗，眩晕耳鸣，肌肤不荣，筋惕肉瞤，舌红少苔，脉弦细数。属肝肾亏虚证。

【治疗】

1. 实证

治法 理气通络，驱邪醒窍。

主穴 以岭南头皮针厥阴1组、厥阴2组、太阳2组，岭南腹针中焦区，太阳夹督围刺针上焦区、中焦区为主。

配穴 心肝火盛者，加劳宫、太冲；痰浊阻窍者，加丰隆、足三里；瘀滞脑络者，加血海。

操作　采用岭南飞针疗法"注射式"手法，"一拍、二推、三旋转"即腕背屈后，突然手腕掌屈，沿皮快速推入，顺势旋转，迅速将针刺入；岭南腹针采用岭南飞针疗法"飞行旋转式"手法，"一旋、二翻、三点头"即刺手迅速翻腕，如飞鸟展翅一般将针迅速刺入皮下；太阳夹督围刺针采用岭南飞针疗法"指压式"手法，"一压、二提、三旋转"，以浅刺为主，迅速将针刺入皮下。选择电针连续波，留针20分钟后出针。

方义　头为元神之府，脑为髓海，心为神之舍，主血脉，手厥阴心包经属心系，手太阳小肠经与心经相表里，通过针刺岭南头皮针厥阴1组、厥阴2组、太阳2组，可调神醒脑，又可通络开窍，理气血，清热化痰散瘀。腹为阴，为机体中心，腹部同时为手足三阴经所会之处，正中为任脉，针刺岭南腹针中焦区可疏肝健脾，调畅整体气血，使脉道通畅，邪有出路。督脉为阳脉之海，足太阳膀胱经主一身之表，背部脉气充盛，针刺太阳夹督围刺针上焦区、中焦区可宣郁清热通络，泄气血津液之余，实邪可去。

2. 虚证

治法　补肾填精，益脑增智。

主穴　以岭南头皮针阳明2组、厥阴3组，岭南腹针中焦区、下焦区，太阳夹督围刺针中焦区、下焦区为主。

配穴　髓海不足者，加太溪、悬钟；肝肾亏虚者，加中封、三阴交。

操作　采用岭南飞针疗法"注射式"手法，"一拍、二推、三旋转"即腕背屈后，突然手腕掌屈，沿皮快速推入，顺势旋转，迅速将针刺入；岭南腹针采用岭南飞针疗法"飞行旋转式"手法，"一旋、二翻、三点头"即刺手迅速翻腕，如飞鸟展翅一般将针迅速刺入皮下；太阳夹督围刺针采用岭南飞针疗法"指压式"手法，"一压、二提、三旋转"，以浅刺为主，迅速将针刺入皮下。选择电针连续波，留针20分钟后出针。

方义 《张氏医通》谓："头者，六腑清阳之气，五脏精华之血皆朝会于高巅。"头为元神之府，脑为髓海，心为神之舍，主血脉，厥阴心包经属心系，通过针刺岭南头皮针厥阴3组，可充髓养神，益脑增智；胃与脾相表里，阳明经多气多血，针刺头皮针阳明2组，可益气补血，滋养肝肾，化精生髓。岭南腹针中焦区属脾胃区，脾胃乃后天之本，气血生化之源，针刺可促进气血津液生成，脾精散布，髓海元神滋养；腹针下焦区补益肝肾精血，培固真元，无失其本。太阳夹督围刺针中焦区、下焦区相辅相成，改善肝脾肾系统功能，协调五脏六腑气血阴阳，使营养精微充足，精充髓足，气血运行上达脑窍不断。

【病案举隅】

陈某，男，78岁，2011年09月05日初诊。以"行动迟缓，精神呆滞6个月"为主诉就诊。近6个月，患者出现精神萎靡不振，表情呆滞，语言不畅，面色晦暗，行动迟缓，自服脑络通胶囊等中成药，症状持续，逐渐加重。

现症见：表情淡漠，面色晦暗，反应迟缓，提问需重复3遍，回答问题需思考约20秒，活动不利，语言謇涩，四末不温，舌质暗红，有瘀点，舌苔粗糙黄而腻，脉沉涩。

既往史：4年前患者因"脑梗死"入院药物保守治疗后好转出院。

查体：血压168 / 104mmHg。

辅助检查：外院头颅CT检查显示"左侧基底节多发腔隙性脑梗死"。

中医诊断：痴呆；肾亏气虚，血瘀痰阻证。

西医诊断：血管性痴呆。

治当以补肾益气，化痰开窍，活血通络为则。初诊针刺选择仰卧位，以岭南飞针疗法三术为法。根据肾亏气虚，血瘀痰阻的证型特点，选取岭南头皮针厥阴1组、厥阴2组、厥阴3组、阳明2组，岭南腹针中焦区、下焦区，太阳夹督围刺针上焦区、中焦区、下焦区为治疗主穴。根据肾亏气虚，血瘀痰阻的证型特点，选取太溪、悬钟、丰隆、足三里、三阴交、关元为治疗配穴。腹部、下肢穴位连接电针连续波，留针20分钟后出针。嘱患者忌生冷油腻之品，次日复诊。

连续针刺治疗4周后，精神较前好转，表情较前自然，面色较前红润，反应较前灵敏，提问一遍思考约10秒即可回答，活动较前利索，语言较前流利，四末较前温暖，舌质暗红，瘀点较前减少，舌苔白稍腻，脉沉。

继续坚持针刺治疗，症状逐渐改善。

按语：本案患者为老年男性，病程相对较短，但症状明显，伴有基础疾病，机体基础欠佳，病情逐渐加重，年老久病，肾气虚衰，肾虚水无所主，脾虚不能运化水湿，湿聚生痰，痰浊阻络，气血停滞，痰瘀互结经脉三焦，阻碍气血津液的生成输布，则本虚更甚，因虚致实，因实致虚，本虚标实互为因果，形成恶性循环，导致髓减脑消，神机失用而致本病。本症病机关键在于本虚清阳不升，标实闭阻脑络。正如《灵枢·天年》所云："血气虚，脉不通，真邪相攻，乱而相引，故中寿而尽也。"清代医学家王清任在《医林改错》中说："灵机记性在脑者，因饮食生气血，精汁之清者，化而为髓，由脊髓上行入脑，名为脑髓。"治疗上，采用岭南飞针疗法，治疗以补肾益气，化痰开窍，活血通络为则，选取岭南头皮针厥阴1组、厥阴2组、厥阴3组和阳明2组，调神醒脑，理气通络驱邪，又兼养血和血；岭南腹针中焦区、下焦区健运脾胃，培本固元；太阳夹督围刺针上焦区、中焦区、下焦区相辅相成，加强整体气机血运，协调脏腑阴阳，补脑益智养神，达到治疗的目的。

第十节 颤证

颤证，又称"振掉""颤振""震颤"，是以头部或肢体摇动颤抖，不能自制为主要临床表现的一种病证。轻者表现为头摇动或手足微颤，重者可见头部振摇，肢体颤动不止，甚则肢节拘急，失去生活自理能力。该病最早记载于《黄帝内经·素问》。西医学中，临床以头及四肢颤动、振摇为主要特征，常伴有肢体拘急强直，表情呆板，步态慌张，语涩流涎等症状，发病年龄以中老年为主的疾病，如震颤麻痹、肝豆状核变性、小脑病变的姿位性震颤、特发性震颤、甲状腺功能亢进等，凡具有颤证临床特征的锥体外系疾病和某些代谢性疾病，均可归类为中医"颤证"范畴。

【病因病机】

颤证病在筋脉，与肝、脾、肾等关系密切。常见原因有年老体虚、情志过极、房事不节、饮食所伤、劳逸失当，或久病脏腑受损，气血亏虚，痰瘀内盛。导致气血阴精亏虚，不能濡养筋脉，或痰浊、瘀血壅阻经脉，或热甚动风，扰动筋脉，而致肢体拘急颤动。

【辨证】

主症 头部及肢体颤抖、摇动，不能自制，甚者颤动不止，四肢强急。常伴动作笨拙，活动减少，多汗流涎，语言缓慢不清，烦躁不寐，神志呆钝等症状。

颤动粗大，程度较重，不能自制。兼见眩晕耳鸣，面赤烦躁，易激动，心情紧张时颤动加重，伴有肢体麻木，口苦而干，语言迟缓不清，流涎，尿赤，大便干。舌质红、苔黄，脉弦。属风阳内动证。

头摇不止，肢麻震颤，重则手不能持物。兼见头晕目眩，胸脘痞闷，口苦、口黏，甚则口吐痰涎。舌体胖大有齿痕，舌质红，舌苔黄腻，脉弦滑数。属痰热风动证。

头摇肢颤，面色苍白，表情淡漠，神疲乏力，动则气短。兼见心悸健忘，眩晕，纳呆。舌体胖大，舌质淡红，舌苔薄白滑，脉沉濡无力或沉细弱。属气血亏虚证。

头摇肢颤，持物不稳，腰膝酸软。兼见失眠心烦，头晕，耳鸣，善忘，老年患者，常兼有神呆、痴傻。舌质红，舌苔薄白或红绛无苔，脉象细数。属髓海不足证。

头摇肢颤，筋脉拘挛，畏寒肢冷，四肢麻木。兼见心悸懒言，动则气短，自汗，小便清长或自遗，大便溏。舌质淡，舌苔薄白，脉沉迟无力。属阳气虚衰证。

【治疗】

1. 实证

治法　镇肝熄风，驱邪止颤。

主穴　以岭南头皮针厥阴1组、厥阴2组及少阳2组，岭南腹针中焦区，太阳夹督围刺针中焦区为主。

配穴　风阳内动者，加风府、三阴交、四关；痰热风动者，加曲池、丰隆、阳陵泉。

操作　头皮针采用岭南飞针疗法"注射式"手法，"一拍、二推、三旋转"即腕背屈后，突然手腕掌屈，沿皮快速推入，顺势旋转，迅速将针刺入；岭南腹针采用岭南飞针疗法"飞行旋转式"手法，"一旋、二翻、三点头"即刺手迅速翻腕，如飞鸟展翅一般将针迅速刺入皮下；太阳夹督围刺针采用岭南飞针疗法"指压式"手法，"一压、二提、三旋转"，以浅刺为主，迅速将针刺入皮下。选择电针连续波，留针20分钟后出针。

方义　头为诸阳之会，手、足三阳经皆与头部联系，手、足三阴经通过经别合于相表里的三阳经，间接关联头部，头部直接或间接调节诸经络生理功能。头为精明之府、脑为髓海，针刺头部可直接起到开窍调神作用。岭南飞针疗法通过针刺头部厥阴1组、厥阴2组、少阳2组，起醒脑开窍作用同时调节肝胆两经亢阳，潜阳熄风镇颤。腹部正中走行的是任脉，为阴脉之海；两旁循行有阴阳脉，与脏腑相通，针刺中焦区，调理任脉，滋阴以潜阳，又调畅中焦脏腑气机，疏理肝气，协调气血阴阳。督脉总督阳经，足太阳膀胱经为全身循行最长且穴位最多的经脉，脏气所在，针刺督脉、太阳夹督围刺针中焦区调肝之所用，泻阳热之有余，清热祛风。

2. 虚证

治法　温阳养阴，柔筋止颤。

主穴　以岭南头皮针厥阴1组、太阳1组，岭南腹针中焦区、下焦区，太阳夹督围刺针下焦区为主。

配穴　气血亏虚者，加足三里、阴陵泉；髓海不足者，加太溪、三阴交、悬钟；阳气虚衰者，加关元、气海、阳陵泉。

操作　头皮针采用岭南飞针疗法"注射式"手法，"一拍、二推、三旋转"即腕背屈后，突然手腕掌屈，沿皮快速推入，顺势旋转，迅速将针刺入；岭南腹针采用岭南飞针疗法"飞行旋转式"手法，"一旋、二翻、三点头"即刺手迅速翻腕，如飞鸟展翅一般将针迅速刺入皮下；太阳夹督围刺针采用岭南飞针疗法"指压式"手法，"一压、二提、三旋转"，以浅刺为主，迅速将针刺入皮下。选择电针连续波，留针20分钟后出针。

方义　岭南头皮针厥阴1组调理厥阴、任脉之经脉气血，滋养肝阴，恢复肝之藏泻功能，阳得阴守而不越；太阳1组生血增津液，润养筋脉，缓急止颤。岭南腹针中、下焦区属脾胃肝肾之区，脾胃乃后天之本，气血生化之源，肾为先天之本，通过针刺可促进气血生成，调补气血，先天得养，肾精充足，肝阴得充，肝用得调。太阳夹督围刺针下焦区引火归元，阳在其位，肾气充足，肾精得化，阴阳互长。

【病案举隅】

袁某，女，70岁，2014年08月15日初诊。以"右上肢不自主震颤2年余，加重6个月"为主诉。缘患者2012年春节开始出现右上肢不自主震颤，于当地医院住院治疗，查酒精试验(+)，美多巴试验(-)，头颅CT未见明显异常，诊断为"原发性震颤"，经药物治疗症状无改善（具体治疗不详）。6个月前右上肢震颤加重伴右上肢僵硬，影响日常生活自理能力。

现症见：形体消瘦，双侧耳朵听力下降，右上肢不自主震颤，伴右上肢僵硬，震颤幅度2～5cm，频率约10次/秒，情绪紧张、活动时加重，安静时震颤可停止，精细动作欠稳准，指鼻不稳，纳眠差，小便可，大便干结。舌暗红，苔薄黄稍腻，脉弦细。查体：共济运动检查失调。辅助检查：外院头颅CT未见明显异常。

中医诊断：颤证；肝肾亏虚，髓海失养证。

西医诊断：原发性震颤。

治当以补益肝肾，填髓安神，柔筋止颤为则。针刺体位选择仰、俯卧位交替，以岭南飞针疗法三术为法。根据肝肾亏虚，髓海不足的证型特点，选取岭南头皮针厥阴1组、太阳1组；岭南腹针中焦区、下焦区；太阳夹督围刺针下焦区为主穴。根据肝肾亏虚，髓海不足的证型特点，选取太溪、三阴交、悬钟为治疗配穴。腹部、下肢、背部穴位连接电针连续波，留针20分钟后出针。

治疗1个疗程后，患者右上肢震颤频率较前减少，5～6次/秒，幅度变小，1～2cm，指鼻动作较前变稳准。睡眠较前改善，时间延长1小时，大便较前通畅，质较前湿润。

3个疗程后，患者右上肢体震颤继续改善，仅在情绪紧张、活动剧烈时出现，肢体僵硬较前减轻，精细动作较前稳准，可使用筷子进食。

按语：本案患者老年女性，病程长，症状明显，病情较重，体虚久病，精虚髓空，"脑髓失养，阴阳失调"，肢体运动不能得脑神控制而发为本病。颤证的病因病机在《素问·至真要大论篇》记载："诸风掉眩，皆属于肝。"《素问·脉要精微论篇》云："骨者，髓之府，不能久立，行则振掉，骨将惫矣。"可见颤证的病机关键在于脑为髓海，五脏六腑之精气藏于肾，肾主骨生髓，"精"与"髓"上注于脑，临床常见的水不涵木、肝肾两虚、肾亏髓减、髓海失充、脑神失守，加之木失所养致下虚阳亢、阴阳失调，发为颤证。治疗上，采用岭南飞针疗法，治当以补益肝肾，填髓安神，柔筋止颤为则，选取头皮针厥阴1组、太阳1组，滋阴潜阳，养肝体制肝用，配合腹针及太阳夹脊围刺针疏肝理气、引火归元、益肾填精补髓，阳用阴守，达到标本同治，扶正祛邪止颤的目的。

第十一节 痿证

痿证是因外感或内伤，使精血受损，肌肉筋脉失养，以致肢体筋脉弛缓，软弱无力，不能随意运动或伴有肌肉萎缩的一种病证，临床以下肢痿弱较为常见，亦称"痿躄"。根据本病的临床表现，西医学中多发性神经炎、周期性麻痹、运动神经元疾病、脊髓病变、重症肌无力等表现为肢体瘫痪的神经肌肉疾病均可归于痿证。

【病因病机】

1. 常见病因

有饮食毒物所伤，久病房劳，跌打损伤，药物损害的内在因素；感受温毒，湿热浸淫等外在因素影响。

2. 主要病机

痿证病变部位在筋脉肌肉，但根于五脏虚损。

基本病机：实则筋脉肌肉受邪，气血运行受阻；虚则气血阴精亏耗，筋脉肌肉失养。急性发病者多邪实，久病多正虚。肺主皮毛，脾主肌肉，肝主筋，肾主骨，心主血脉。五脏病变，皆能致痿，五脏精气耗伤，致使精血津液亏损。而五脏受损，功能失调，气化不行，又加重了精血津液的不足。临证常表现为因实致虚、因虚致实和虚实错杂的复杂病机。

【辨证】

1. 肺热津伤证

发病急，病起发热，或热后突然出现肢体软弱无力，可较快发生肌肉瘦削，皮肤干燥，心烦口渴，咳呛少痰，咽干不利，小便黄赤或热痛，大便干燥。舌质红，苔黄，脉细数。

2. 湿热浸淫证

起病较缓，逐渐出现肢体困重，痿软无力，尤以下肢或两足痿弱为甚，兼见微肿、手足麻木，扪及微热，喜凉恶热，或有发热，胸脘痞闷，小便赤涩热痛。舌质红，舌苔黄腻，脉濡数或滑数。

3. 脾胃虚弱证

起病缓慢，肢体软弱无力逐渐加重，神疲肢倦，肌肉萎缩，少气懒言，纳呆便溏，面色白或萎黄无华，面浮。舌淡苔薄白，脉细弱。

4. 肝肾亏损证

起病缓慢，渐见肢体痿软无力，尤以下肢明显，腰膝酸软，不能久立甚至步履全废，腿胫大肉渐脱，或伴有眩晕耳鸣，舌咽干燥，遗精或遗尿，或妇女月经不调。舌红少苔，脉细数。

5. 脉络瘀阻证

久病体虚，四肢痿弱，肌肉瘦削，手足麻木不仁，四肢青筋显露，可伴有肌肉活动时隐痛不适。舌痿不能伸缩，舌质暗淡或有瘀点、瘀斑，脉细涩。

【治疗】

在治疗上，《素问·痿论》提出"治痿独取阳明"的基本原则。所谓"独取阳明"，主要指采用补益脾胃的方法治疗痿证。肺之津液来源于脾胃，肝肾的精血亦有赖于脾胃的生化，所以凡属胃津不足者，宜养阴益胃；脾胃虚弱者，应益气健脾；脾胃功能健旺，气血津液充足，脏腑功能旺盛，筋脉得以濡养，有利于痿证的治疗。"独取阳明"尚包括祛邪的一面。所以，临床治疗时，针灸取穴应重视调理脾胃。

1. 肺热津伤证

治法　清热祛邪，通行气血。

主穴　以岭南头皮针阳明3组、太阳2组，岭南腹针上焦区，太阳夹督围刺针上焦区为主。

配穴　肺热津伤较重加鱼际、尺泽、肺俞。

操作　采用岭南飞针疗法"注射式"手法，"一拍、二推、三旋转"即腕背屈后，突然手腕掌屈，沿皮快速推入，顺势旋转，迅速将针刺入；岭南腹针采用岭南飞针疗法"飞行旋转式"手法，"一旋、二翻、三点头"即刺手迅速翻腕，如飞鸟展翅一般将针迅速刺入皮下；太阳夹督围刺针采用岭南飞针疗法"指压式"手法，"一压、二提、三旋转"，以浅刺为主，迅速将针刺入皮下。选择电针连续波，留针20分钟后出针。

方义　岭南头皮针阳明区、太阳区，取"治痿独取阳明"之意，益气健脾，使气血津液充足，脏腑功能旺盛，筋脉得以濡养；太阳区可通调肺经气血；岭南腹针及太阳夹督围刺针上焦区对应上焦心肺，调理心肺功能，补虚泻实。

2. 湿热浸淫证

治法　清热利湿，通利经脉。

主穴　以岭南头皮针阳明3组、少阳1组，岭南腹针中焦区、下焦区，太阳夹督围刺针中焦区、下焦区为主。

配穴　湿热浸淫较重加阴陵泉、中极。

操作　采用岭南飞针疗法"注射式"手法，"一拍、二推、三旋转"即腕背屈后，突然手腕掌屈，沿皮快速推入，顺势旋转，迅速将针刺入；岭南腹针采用岭南飞针疗法"飞行旋转式"手法，"一旋、二翻、三点头"即刺手迅速翻腕，如飞鸟展翅一般将针迅速刺入皮下；太阳夹督围刺针采用岭南飞针疗法"指压式"手法，"一压、二提、三旋转"，以浅刺为主，迅速将针刺入皮下。选择电针连续波，留针20分钟后出针。

方义　岭南头皮针阳明区多气多血，气血充盛，针刺阳明区可益气补血。少阳区通利三焦，通腑泄热；岭南腹针中焦区属脾胃之区，脾胃乃后天之本，气血生化之源，通过针刺可促进气血生成，调补气血。针刺下焦区清热利湿；太阳夹督围刺针中焦区、下焦区相配合可调补气血，利湿解毒。

3. 脾胃虚弱证

治法　补中益气，健脾升清。

主穴　以岭南头皮针阳明3组，岭南腹针中焦区，太阳夹督围刺针中焦区为主。

配穴　脾胃虚弱较重加脾俞、胃俞、章门、中脘。

操作　采用岭南飞针疗法"注射式"手法，"一拍、二推、三旋转"即腕背屈后，突然手腕掌屈，沿皮快速推入，顺势旋转，迅速将针刺入；岭南腹针采用岭南飞针疗法"飞行旋转式"手法，"一旋、二翻、三点头"即刺手迅速翻腕，如飞鸟展翅一般将针迅速刺入皮下；太阳夹督围刺针采用岭南飞针疗法"指压式"手法，"一压、二提、三旋转"，以浅刺为主，迅速将针刺入皮下。选择电针连续波，留针20分钟后出针。

方义　岭南头皮针阳明区多气多血，气血充盛，针刺阳明区可益气补血；岭南腹针中焦区属脾胃之区，脾胃乃后天之本，气血生化之源，通过针刺可促进气血生成，调补气血，脏腑功能旺盛，筋脉得以濡养；太阳夹督围刺针中焦区可调补气血，补中益气，健脾升清。

4. 肝肾亏虚证

治法　补益肝肾，滋阴清热

主穴　以岭南头皮针阳明3组、厥阴3组；岭南腹针中焦区、下焦区；太阳夹督围刺针中焦区、下焦区为主。

配穴　肝肾亏虚较重加肝俞、肾俞、太冲、太溪。

操作　采用岭南飞针疗法"注射式"手法，"一拍、二推、三旋转"即腕背屈后，突然手腕掌屈，沿皮快速推入，顺势旋转，迅速将针刺入；岭南腹针采用岭南飞针疗法"飞行旋转式"手法，"一旋、二翻、三点头"即刺手迅速翻腕，如飞鸟展翅一般将针迅速刺入皮下；太阳夹督围刺针采用岭南飞针疗法"指压式"手法，"一压、二提、三旋转"，以浅刺为主，迅速将针刺入皮下。选择电针连续波，留针20分钟后出针。

方义　岭南头皮针阳明区多气多血，气血充盛，针刺阳明区可益气补血；厥阴区疏肝补肝，益肾壮骨；岭南腹针中焦区属脾胃之区，脾胃乃后天之本，气血生化之源，通过针刺可促进气血生成，调补气血，脏腑功能旺盛，筋脉得以濡养；太阳夹督围刺针中焦区可调补气血，补中益气，健脾升清；下焦属肝肾之气汇聚之处，通过针刺下焦区可调补肝肾。

5. 瘀血阻络证

治法 益气养营，活血行瘀。

主穴 以岭南头皮针阳明3组、厥阴1组，岭南腹针中焦区，太阳夹督围刺针中焦区为主。

配穴 瘀血阻络较重加膈俞、血海。

操作 采用岭南飞针疗法"注射式"手法，"一拍、二推、三旋转"即腕背屈后，突然手腕掌屈，沿皮快速推入，顺势旋转，迅速将针刺入；岭南腹针采用岭南飞针疗法"飞行旋转式"手法，"一旋、二翻、三点头"即刺手迅速翻腕，如飞鸟展翅一般将针迅速刺入皮下；太阳夹督围刺针采用岭南飞针疗法"指压式"手法，"一压、二提、三旋转"，以浅刺为主，迅速将针刺入皮下。选择电针连续波，留针20分钟后出针。

方义 岭南头皮针阳明区多气多血，气血充盛，针刺阳明区可益气补血；厥阴区疏肝补肝、活血通络。岭南腹针中焦区属脾胃之区，脾胃乃后天之本，气血生化之源，通过针刺可促进气血生成，调补气血，脏腑功能旺盛，筋脉得以濡养；太阳夹督围刺针中焦区可调补气血，补中益气，健脾升清。

【病案举隅】

汤某，女，53岁，2016年12月14日以"跌倒致四肢乏力18个月余，加重3天"为主诉就诊。患者于2016年1月24日不慎从1楼楼梯跌倒，当时神志不清，四肢乏力，路人打120急救电话将其送至某医院骨科，查颈椎MR提示"颈椎4—6椎无骨折脱位型脊髓损伤"，经住院予消肿、营养神经等对症治疗后疗效不明显，于1月29日在全身麻醉下行颈4/5、颈5/6、颈6/7椎间盘摘除术+椎间融合+前路钛板固定术，术程顺利，术后并予抗炎、营养神经等对症支持治疗，术后四肢乏力较前好转，曾多次于当地医院住院康复治疗。经治疗后病情好转，仍遗留颈部活动受限，四肢乏力麻

岭南飞针疗法 头皮针

木，活动受限等症状。3天前患者颈部活动受限，四肢麻木乏力等症状出现加重，为求进一步治疗，遂来我院就诊。

现症见：神清，精神疲倦，四肢乏力，双上肢可抬离床面，能抬举过肩，手指屈曲，双下肢乏力，可搀扶站立10分钟，双下肢麻木，偶有双下肢抽搐，颈部活动受限，无咳嗽咯痰，无胸闷气促，无发热恶寒，无头晕头痛，小便尚调，大便需药物辅助，纳差，眠可。舌淡暗苔白，舌体大小适中无齿痕，活动自如，舌底脉络未见明显迂曲。脉弦滑。

中医诊断：痿证；脾胃亏虚证。

西医诊断：颈椎脊髓损伤并四肢不全瘫。

治当以补益脾胃为则。初诊针刺选择仰卧位，以岭南飞针疗法三术为法。主穴选取以岭南头皮针阳明区3组，岭南腹针中焦区，太阳夹督围刺针中焦区为主。选取脾俞、胃俞、章门、中脘为治疗配穴。腹部穴位连接电针连续波，留针20分钟后出针。患者出针后乏力感减轻。嘱患者忌生冷油腻之品，次日复诊。

复诊后患者诉颈部活动较前有所好转，乏力感减轻，胃口变好，精神较前好转，未见下肢抽搐，大便仍需药物辅助，未见明显不适症状。日后每周治疗6次，12次为1个疗程。第1个疗程治疗结束，患者颈部不适感消失，能独立拄拐步行50m，大便通畅，四肢麻木感和乏力感较前明显好转。治疗3个疗程后，患者能独立步行至诊室，四肢麻木感和乏力感完全消失。6个月后随访，患者诉无任何不适症状，临床治愈。

按语：本案缘患者高处坠落，损伤督脉，督脉为阳经之汇，经脉受损，瘀血阻滞脉络，血脉不通，而见经脉失养，四肢乏力发为痿证，筋脉不通，不能濡养，故见麻木，舌脉亦为脾胃亏虚之象。本病病位在颈部及肢体经络，与肝脾肾亦相关，病性为虚实夹杂，以虚为主，治疗上，采用岭南飞针疗法，调和阴阳，气血同调，助阳通经，沟通内外，贯通任督，达到治疗的目的。

第十二节 面瘫

面瘫，是以口角向一侧㖞斜、眼睑闭合不全为主症的病证，又称"口眼㖞斜"。病侧不能做皱额、蹙眉、闭目、鼓气和噘嘴等简单动作。本病可发生于任何年龄，无明显季节性，为急性发作，多为一侧面部发病。本病多指西医学的周围性面神经麻痹，临床上根据损害发生部位可分为中枢性面瘫和周围性面瘫两种，本节论述的为周围性面瘫，中枢性面瘫相关内容见"中风"章节。面瘫的治疗中，使用针灸治疗效果较好，且治疗越早效果越好。有观点认为本病在初始的急性期内不宜针灸，一项大样本的临床观察研究发现，在发病2周内开始针刺治疗者痊愈率为77.2%，在2~4周开始治疗者痊愈率为51.8%，病程在1个月以上才开始治疗者半年内的痊愈率仅为4.5%。

【病因病机】

面瘫的产生多与风邪有关，《诸病源候论·偏风口㖞候》有云："偏风口㖞是体虚受风，风入于夹口之筋也。足阳明之筋，上夹于口，其筋偏虚，而风因乘之，使其经筋急而不调，僻也。"这是对面瘫发生病机的记载。当人体正气不足，卫外不固，脉络空虚，风邪乘虚入侵；风邪袭人，又每易夹寒、热、暑湿等邪，邪客脉络，经脉失养，发为口僻。其基本病机是经气痹阻，经筋功能失调。面瘫多在颜面左侧或右侧，因手、足三阳经络走行于头面，六经营卫气血失调，病邪侵之而发病。故其病位在表、在经络、在筋脉、在皮肤腠理。

【辨证】

主症　周围性面瘫多表现为病侧面部表情肌瘫痪，前额皱纹消失、眼裂扩大、鼻唇沟变浅、口角下垂。在微笑或露齿动作时，口角下坠及面部㖞斜更为明显。病侧不能做皱额、蹙眉、闭目、鼓气和噘嘴等动作。鼓腮和吹口哨时，因患侧口唇不能闭合而漏气。进食时，食物残渣常滞留于病侧的齿颊间隙内，并常有口水自该侧淌下。由于泪点随下睑外翻，使泪液不能按正常引流而外溢，亦可出现味觉障碍，听觉过敏等症状。

兼症　风寒为病时多有受凉史，可兼见恶寒发热，头身疼痛，无汗而喘等症，舌淡，苔薄白，脉浮紧。风热者多继发于感冒发热，舌红，苔薄黄，脉浮数。若病程日久，肢体倦怠无力，面色淡白，头晕目眩，则为气血不足。

【治疗】

1. 外感

治法　祛风通络，疏调经筋。

主穴　以岭南头皮针太阳1组、太阳2组，岭南腹针上焦区，太阳夹督围刺针上焦区为主。面部选取岭南飞针疗法治疗面瘫的特定4对组合穴位：阳白、四白、攒竹、丝竹空、地仓、颊车、颧髎、太阳。

配穴　风寒者，配列缺、合谷；风热者，加外关、曲池。

操作　采用岭南飞针疗法"注射式"手法，"一拍、二推、三旋转"即腕背屈后，突然手腕掌屈，沿皮快速推入，顺势旋转，迅速将针刺入；岭南腹针采用岭南飞针疗法"飞行旋转式"手法，"一旋、二翻、三点头"即刺手迅速翻腕，如飞鸟展翅一般将针迅速刺入皮下；太阳夹督围刺针采用岭南飞针疗法"指压式"手法，"一压、二提、三旋转"，以浅刺为主，迅速将针刺入皮下。急性期不加电流刺激，面部取穴手法宜轻，其中，阳白透刺四白，攒竹透刺丝竹空，地仓透刺颊车。肢体远端配穴可重刺。

方义　岭南头皮针太阳区有较好的祛风通络疗效，如风府、风池等多个祛风穴位在此聚集，故有岭南腹针与太阳夹督围刺区域上焦为心肺所在区域，外感风邪多易侵犯肺卫，针刺此区可助疏散风邪，疏通经络。面部4对穴位组可疏调面部经筋，活血通络。这些穴位以手阳明经穴为主，阳白为足少阳、手足阳明、阳维脉之会，与四白通用，可疏调额部经气；地仓为阳跷脉、手足阳明之会，与颊车同用可以疏导面颊经气。丝竹空与攒竹分别可疏利少阳与太阳经气，并刺激眼周与额部经气恢复。太阳为经外奇穴，配合手太阳小肠经的颧髎加强对病侧的局部刺激。手法上采用透刺法，能刺激到面神经各主要分支分布平面和走行部位，可达到一针透刺多经，激发多经的气血运行的作用，从而促进面部筋脉濡养。现代医学认为，通过针刺的刺激可使患侧面神经产生兴奋，加速面神经炎症局部的淋巴和血液循环，解除血管痉挛，改善受损面神经和面肌血供状况，减轻水肿，促进神经因子的释放，减轻神经因缺血缺氧而处于低迷状态或提高神经自主功能作用的恢复。

2. 内伤

治法 助脾健运，补气生血。

主穴 以岭南头皮针阳明1组、阳明2组，岭南腹针中焦区，太阳夹督围刺针中焦区为主。面部选取岭南飞针疗法治疗面瘫的特定4对组合穴位：阳白、四白、攒竹、丝竹空、地仓、颊车、颧髎、太阳。

配穴 气血不足配足三里、合谷。

操作 采用岭南飞针疗法"注射式"手法，"一拍、二推、三旋转"即腕背屈后，突然手腕掌屈，沿皮快速推入，顺势旋转，迅速将针刺入；岭南腹针采用岭南飞针疗法"飞行旋转式"手法，"一旋、二翻、三点头"即刺手迅速翻腕，如飞鸟展翅一般将针迅速刺入皮下；太阳夹督围刺针采用岭南飞针疗法"指压式"手法，"一压、二提、三旋转"，以浅刺为主，迅速将针刺入皮下。选择电针断续波，留针20分钟后出针。面部针刺手法宜轻，四肢配穴可重刺。

方义 针刺岭南头皮针阳明1组、阳明2组可调补气血，使气血灌注到病变侧的面部，使经筋得以濡养；岭南腹针中焦区属脾胃之区，脾为气血生化之源，针刺可促使脾胃功能得恢复，从而促进气血生成，补其虚损；太阳夹督围刺针可调补一身阳气，针刺中焦区则可鼓舞脾阳，恢复脏腑功能，激发气血生成。面部取穴方义同外感证。

【病案举隅】

张某，男，34岁，2015年7月23日以"右侧口眼㖞斜3小时"为主诉就诊。1天前因酒后睡觉时空调温度过低而受凉，醒后自觉右侧脸颊麻木，活动不利，右耳后疼痛，洗漱时发现右侧颜面部口眼㖞斜。平日体质尚可，近期应酬较多，感到身体劳累。舌淡红，苔薄白，脉浮紧。

现症见：嘴角偏向左侧，右侧鼻唇沟变浅，右眼闭目不全，右侧额纹消失，右耳后疼痛，鼓腮吹气试验（＋）。

中医诊断：面瘫；风寒客络证。

西医诊断：周围性面瘫。

治当驱风散寒，疏经通络。针刺以岭南飞针疗法三术为法。根据外感证型特点，选取岭南头皮针太阳1组、太阳2组，岭南腹针上焦区，太阳夹督围刺针上焦区为治疗主穴。面部选取岭南飞针疗法治疗面瘫的特定4对组合穴位（阳白、四白，攒竹、丝竹空，地仓、颊车，颧髎、太阳）。根据风寒致病的证型特点，选取列缺、合谷为治疗配穴。患者急性起病，不加电流刺激，留针20分钟后出针。头皮针与面部针刺每天执行，腹针与太阳夹督围刺交替进行，1周为1个疗程，每个疗程间休息3天。第1个疗程结束后患者右耳后乳突疼痛消失，颜面部麻木感较前缓解，口角㖞斜明显改善，鼻唇沟较前加深，右侧额部抬头稍见额纹，但闭目时仍稍露睛。第2个疗程治疗结束后上述症状基本好转，颜面外观上与常人无异，但微笑时仍可见嘴角轻微向左侧㖞斜。第3个疗程结束后患者痊愈，无遗留任何不适。

按语：面瘫的治疗贵在及时，本案患者年轻男性，急性起病，症状明显，病因病机为外感风寒，邪客面部经筋，致面部肌肉气血阴阳失调，发为面瘫。因头面部的经脉循行走向较复杂，手足三阳经及任督二脉这八条经脉都循行过头面部，故临床所见虽然是面瘫一症，但其病变部分涉及八条经络，这就要求在临床治疗中全面兼顾，不可顾此失彼。岭南头皮针、腹针、太阳夹督围刺针相配合，先祛其风寒，再疏其经筋。面部4组穴位可加强对病位的局部刺激，疏调全身气血同时也注重局部经气疏泄，如此整体与局部配合，可激发经络之气，鼓舞气血运行，通经活络直达病所。

第十三节 癔症

癔症是由于精神因素引起，作用于易感人群引起的精神障碍，主要表现为各种躯体症状，意识范围缩小，选择性遗忘或情感爆发等精神症状，不能查出相应的器质性损害为其病理基础。本病好发于女性。祖国医学对本病记载散见于"脏躁""奔豚病""百合病"等篇章。如"妇人脏躁悲伤欲哭，象如神灵所作，数欠伸""奔豚气从下腹起，上冲咽喉发作欲死，复还止，皆惊恐中得之"。

【病因病机】

本病多有七情失调，忧思烦恼等引起，病机责之于气机郁闭、神窍失宣、情迷志乱，关键在于心窍闭阻，心神郁逆。肝气郁结则化火，脾气郁滞则生湿，气机失常，郁滞为患，日久则心情愈加怫郁，饮食减少，气血不足，引起脾气虚弱或肾阴亏耗等病理变化。脾气虚则不能为胃行其津液，肾阳虚则不能上济心火，心火妄动，导致心神不宁，致使五脏气机失和而起病。初病多气郁兼加痰湿、食积、热郁等，以实证居多，病久则由实转虚，损伤脏腑功能致脏腑虚损或气滞血瘀。

【辨证】

主症 多有情志所伤史，常忧郁不畅，胸闷胁胀，善太息，不思饮食，失眠多梦，易怒善哭等。部分患者伴有突发失明、失听、失语、肢体瘫痪和意识障碍等。

精神抑郁，胸胁作胀，或脘腹痞闷，嗳气频作，善太息；或咽中不适，如有异物阻塞，吞之不下，吐之不出，饮食吞咽无碍；舌苔薄白，脉弦。属肝气郁结证。

急躁易怒，哭笑无常，胸闷胁胀，头痛目赤，口苦，嘈杂泛酸，便结尿黄；舌红，苔黄，脉弦数。属气郁化火证。

苦思多虑，胸闷心悸，面色萎黄，失眠健忘，神疲纳差；舌淡，苔薄白，脉弦细或细数。属心脾两虚证。

病程日久，虚烦少寐，烦躁易怒，哭笑无常，手足心热，口干咽燥，或见盗汗；舌红，少苔，脉细数或弦细。属阴虚火旺证。

【治疗】

治法　醒脑开窍，调神定志。

主穴　岭南头皮针厥阴1组、厥阴2组、厥阴3组、少阳1组、太阳2组，太阳夹督围刺针上焦区、中焦区、下焦区。

配穴　肝气郁结者，加行间、肝俞；气郁化火者，加行间、内庭、支沟；心脾两虚者，加脾俞、三阴交、足三里、中脘；阴虚火旺，加三阴交、太溪、肾俞；梅核气，加天突、列缺、照海；失明，加太阳、四白、光明；失听，加耳门、听宫；失语，加廉泉、风池；肢体瘫痪，加曲池、足三里、阳陵泉；意识障碍，加水沟、百会。

操作　头皮针采取岭南飞针疗法"注射式"手法，太阳夹督围刺针采用"一压、二提、三旋转"的"指压式"手法。均浅刺，可加电针，留针20~30分钟。

方义　《灵枢·海论》曰："脑为髓之海"，脑主宰生命活动，主司感觉运动和精神活动，针刺头皮针厥阴1组、厥阴2组、厥阴3组和少阳1组可醒脑开窍，太阳2组具有通关利窍之功效，针之以宣发神气，直达病所。该病与情志密切相关，气机不畅是发病关键，督脉"入络脑"，与脑直接相连，膀胱经"上额交巅"，针刺太阳夹督围刺针之上、中、下三焦区，不仅可以作用于"元神之府"，达到"调神"功效，还可以调理三焦，疏通全身气机，五脏之气畅达，故能化养五神。

【病案举隅】

刘某，男，16岁。患者为初三学生，平时学习压力紧张，性情急躁易怒，中考模拟考试前一晚突发性失明，至当地眼科医院就诊，未发现器质性病变，予对症治疗后逐渐好转，1个月后视力逐渐恢复正常。3个月后患者再次出现突发性失明，时而苦笑无常，头痛目赤，在眼科医院治疗半个月后未见明显好转，家属为寻求中医治疗来我处就诊。

现症见：神清，精神烦躁，易发脾气，头痛目赤，口干口苦，嘈杂泛酸，胸胁胀痛，无肢体乏力，无腹胀腹痛，无发热。纳一般，眠差，夜间梦多，小便黄，大便干结，每3天治疗1次。舌红，苔黄，脉弦数。无家族相关性病史。

中医诊断：癔症；气郁化火证。

西医诊断：不明原因间断性失明。

治疗以醒脑开窍，调神定志为法，辅以清肝泻火。

以岭南头皮针厥阴1组、厥阴2组、厥阴3组、少阳1组、太阳2组；太阳夹督围刺针上焦区、中焦区、下焦区为治疗主穴。以攒竹、丝竹空、太阳、睛明、承泣、四白、行间、内庭、支沟、曲池、合谷、太冲为治疗配穴。浅刺，辅以电针连续波，留针25分钟，梅花针叩刺督脉，初始配合大椎刺络拔罐法泻火；每天1次，10次为1个疗程。1个疗程后患者可看清人影，共治疗3个疗程后视物正常。

按语：癔症的预防在于心理卫生，帮助患者树立和对生活事件的正确态度，提供患者对精神刺激的应对能力，培养和发展健全的人格。癔症首先要重视调神治疗，秦敏教授在头针醒脑开窍基础上，尤善于结合运用太阳夹督围刺针。此外，癔症多以情绪波动为诱因，应注意配合心理疏导，临床上结合八段锦治疗，疏理气机，神转志移，使得心神复明。本病虽常见，但确诊较为困难，必须排除相关各种器质性病变。

第十四节 郁证

郁证，是由于情志不畅，气机郁滞所致，以心情抑郁、情绪不宁、胸部满闷、胁肋胀痛、咽中如有异物梗塞或易哭易怒等症为主要表现的一类病证。其中脏躁和梅核气是郁证中具有特异性的证候。主要见于西医的神经官能症、焦虑症、更年期综合征、神经衰弱等。

【病因病机】

郁证病因总为情志所伤，起病与肝关系最为密切，可涉及心、脾、肾。肝气郁结，郁火、痰湿、神乱均可致气机郁滞，心神被扰，或心神失养而出现郁证。病久则见心脾两虚，或肝肾不足。本病以实证为多见，也可由实转虚。

【辨证】

主症　患者常有情志受伤史。临床表现为精神抑郁，胸闷胁胀，善太息，不思饮食，失眠多梦，情绪不宁，易怒善哭等；部分患者会伴发突然失明、失听、失语、肢体瘫痪和意识障碍等。

兼见胸胁胀痛，舌苔薄白，脉弦，属肝气郁结证。

兼见咽中如有物梗塞，舌苔白腻，脉弦滑，属痰气郁结证。

兼见急躁易怒，口干而苦，舌红，苔黄，脉弦数，属气郁化火证。

兼见精神恍惚，多疑易惊，舌淡，脉弦，属心神惑乱证。

兼见多思善疑，失眠健忘，神疲纳差，舌淡，苔薄白，脉细，属心脾两虚证。

兼见情绪不宁，五心烦热，两目干涩，舌红，少苔，脉细数，属肝肾阴虚证。

【治疗】

治法　调神解郁，疏利气机。

主穴　岭南头皮针厥阴1组、厥阴2组、厥阴3组，少阳1组。

配穴　肝气郁结者，加膻中、期门；痰气郁结者，加丰隆、阴陵泉、天突；气郁化火者，加行间、侠溪；心神惑乱者，加通里、心俞、三阴交；心脾两虚者，加心俞、脾俞、足三里、三阴交；肝肾阴虚者，加肝俞、肾俞、太溪、三阴交；咽部异物感明显者，加天突、照海。

操作　采取岭南飞针疗法"注射式"手法，即腕背屈，突然手腕掌屈，沿皮快速推入，顺势旋转，迅速将针刺入。配穴手法多采用"一旋、二翻、三点头"岭南飞针疗法的"飞行旋转式手法"。均浅刺。

方义 《素问·举痛论》曰："思则心有所存，神有所归，正气留而不行，故气结矣。"脑为元神之府，是生命的枢机，岭南头皮针治疗郁证重点在头部。肝主疏泄，胆主决断，针刺厥阴1组、厥阴2组、厥阴3组、少阳1组可理气解郁、疏肝利胆。厥阴区可治疗厥阴病寒热错杂证，少阳区可治疗少阳病证，厥阴为"阴尽阳生之腑"，少阳主"枢"，针刺厥阴区和少阳区可通达全身气机，调理气血，达到《素问·至真要大论》所言"疏其气血，令其条达，而致和平"的效果。诸穴合用，气机得以通畅，神志得以安定，"郁"得以开解。

【病案举隅】

叶某，女，30岁。2017年9月4日以"心情抑郁半年余"为主诉就诊。患者半年前生产后因琐事与家人争论后，逐渐出现情绪低落，经常叹气流泪，对孩子及周围事物无明显兴趣，不思饮食，至专科医院诊治，诊断为"产后抑郁症"，服用抗抑郁药后症状改善不明显，遂停服抗抑郁药来诊治。

现症见：患者精神差，情绪低落，善太息，嗳气频作，胸胁胀满，常被动回答医生提问。胃纳差，失眠多梦，小便尚调，大便2天1次。舌暗苔白腻，脉弦滑。

中医诊断：郁证；肝气郁结证。

西医诊断：产后抑郁症。

治疗以疏肝解郁、安神醒脑为法。

针灸取穴处方一：以岭南头皮针厥阴1组、厥阴2组、厥阴3组、少阳1组为主穴，印堂、岭南腹针、曲池、内关、中渚、合谷、太冲、三阴交、足三里、血海为配穴。

针灸取穴处方二：以岭南头皮针厥阴1组、厥阴2组、厥阴3组、少阳1组为主穴，太阳夹督围刺针、委中、承山、昆仑、涌泉、臂臑、曲池、内关、合谷、中渚为配穴。

浅刺，平补平泻，电针20分钟。针灸取穴处方一和针灸取穴处方二隔天交替针刺，每天1次，10次为1个疗程。

2017年9月14日，患者主动向医生介绍病情，夜间容易入睡，但仍梦多，胃纳量较前增多。家属诉现患者会主动逗小孩，仍喜叹息，情绪时好时坏，余症状同初诊。舌暗苔薄白，脉弦。选穴同初诊，每天1次，共10次；配合开天门、推坎宫等头面部推拿手法和梅花针叩刺头部。

2017年9月24日，患者情绪较前好转，就诊时可见到患者微笑，嗳气次数减少，间有胸胁胀满，胃纳可，梦少，二便调。舌暗淡苔薄白，脉弦。针刺取穴同初诊，针灸取穴处方一和针灸处方二间隔交替针刺各5次，每3天治疗1次，共10次。

3个疗程结束后，患者偶有失眠，经前见胸胁胀满，余未见特殊不适。

按语：《丹溪心法·六郁》曰："气血冲和，万病不生，一有怫郁，诸病生焉。故人身诸病，多生于郁。"患者产后体虚，因与家人争论，郁郁不欢，久而久之发展为郁证。传统针刺疗法中以疏肝解郁、安神为主，常选用神门、内关、百会、合谷、太冲为主穴。正如叶天士在《临症指南医案》中所言，"七情之郁居多""初伤气分，久延血分，延及郁劳沉疴"。岭南飞针疗法中尤其重视岭南头皮针，配合腹针顾护人体根本，结合传统针法，通过浅刺调气，气行则血行，故病愈也。

第十五节 不寐

不寐是指经常不能获得正常睡眠为特征的一类病证。主要表现为睡眠时间、深度的不足，轻者入睡困难，或寐而不酣，时寐时醒，或醒后不能再寐，重则彻夜不寐。不寐在《黄帝内经》中称为"目不瞑""不得眠""不得卧"，认为是邪气客于脏腑卫气行于阳而不入阴所致。《难经》最早提出"不寐"这一病名，《难经·四十六难》认为老人不寐的病机为"血气衰，肌肉不滑，荣卫之道涩，故昼日不能精，夜不得寐也"。《医宗必读》将失眠原因概括为"一曰气盛,一曰阴虚,一曰痰滞,一曰水停,一曰胃不和"五个方面。《医效秘传·不得眠》将病后失眠病机分析为"夜以阴为主,阴气盛则目闭而安卧,若阴虚为阳所胜,则终夜烦扰而不眠也。心藏神,大汗后则阳气虚,故不眠。心主血,大下后则阴气弱,故不眠,热病邪热盛,神不精,故不眠。新瘥后,阴气未复,故不眠。若汗出鼻干而不得眠者,又为邪入表也。"西医学中不寐多见于神经官能症、更年期综合征、焦虑症、抑郁症等以原发性失眠为主要临床表现的疾病中。

【病因病机】

不寐的病因多与情志失调、饮食不节、劳逸失调或气血亏虚为主,其基本病机以心血虚、胆虚、脾虚、肾阴亏虚进而导致心失所养及由心火偏亢、肝郁、痰热、胃失和降进而导致心神不安两方面为主。其病位在心,但与肝、胆、脾、胃、肾关系密切。失眠虚证多由心脾两虚,心虚胆怯,阴虚火旺,引起心神失养所致。失眠实证则多由心火炽盛,肝郁化火,痰热内扰,引起心神不安所致。

【辨证】

主症 轻者入睡困难,或寐而不酣,时寐时醒,或醒后不能再寐,重则彻夜不寐。

兼见急躁易怒,头晕头胀,目赤耳鸣,口干而苦,舌红苔黄,脉弦而数者,为肝火扰心证。

兼见胸闷心烦,泛恶,嗳气,头重目眩,舌红苔黄腻,脉滑数者,为痰热扰心证。

兼见心悸健忘,头晕目眩,四肢倦怠,面色少华,舌淡苔薄,脉细无力者,为心脾两虚证。

兼见心烦心悸,腰酸足软,头晕耳鸣,健忘,遗精,口干津少,五心烦热,舌红少苔,脉细而数者,为心肾不交证。

兼见胆怯心悸,遇事易惊,气短自汗,倦怠乏力,舌淡,脉弦细者,为心胆气虚证。

【治疗】

1. **实证**

治法 交通阴阳，安神定志。

主穴 以岭南头皮针阳明2组，岭南腹针上焦区，太阳夹督围刺针上焦区为主。

配穴 肝火扰心者，加太冲、行间；痰热扰心者，加丰隆、中脘、内庭。

操作 采用岭南飞针疗法"注射式"手法，"一拍、二推、三旋转"即腕背屈后，突然手腕掌屈，沿皮快速推入，顺势旋转，迅速将针刺入；岭南腹针采用岭南飞针疗法"飞行旋转式"手法，"一旋、二翻、三点头"即刺手迅速翻腕，如飞鸟展翅一般将针迅速刺入皮下；太阳夹督围刺针采用岭南飞针疗法"指压式"手法，"一压、二提、三旋转"，以浅刺为主，迅速将针刺入皮下。针刺阳明2组（阳明2穴、双侧阳明3穴）时，阳明2穴针尖朝向鼻尖，阳明3穴直刺。选择电针连续波，留针20分钟后出针。

方义 头为诸阳之会，手、足三阳经皆与头部联系，三阴经通过经别合于相表里的三阳经，间接关联头部，头部或直接或间接调节诸经络生理功能。两阳合阳为阳明，阳明经之气最为旺盛，为多气多血之经，针刺阳明区可达到调达全身气血之功效，岭南飞针疗法通过针刺阳明2组起到镇静安神的作用。腹部正中走行的是任脉，为阴脉之海，足太阳膀胱经为全身循行最长且穴位最多的经脉，脉气充盛，督脉总督阳经，且与任脉相通，主司机体阴阳平衡；上焦如雾，主心胸疾病，通过针刺任督二脉的上焦区，可起到宁心安神定志的作用，从而使阳入于阴，夜间得寐。

2. **虚证**

治法 调整阴阳，宁心安神。

主穴 以岭南头皮针阳明1组，岭南腹针上焦区、中焦区、下焦区，太阳夹督围刺针上焦区、中焦区、下焦区为主。

配穴 心脾两虚者，加足三里、神门；心肾不交者，加内关、太溪；心胆气虚者，加大陵、丘墟。

操作 采用岭南飞针疗法"注射式"手法，"一拍、二推、三旋转"即腕背屈后，突然手腕掌屈，沿皮快速推入，顺势旋转，迅速将针刺入；岭南腹针采用岭南飞针疗法"飞行旋转式"手法，"一旋、二翻、三点头"即刺手迅速翻腕，如飞鸟展翅一般将针迅速刺入皮下；太阳夹督围刺针采用岭南飞针疗法"指压式"手法，"一压、二提、三旋转"，以浅刺为主，迅速将针刺入皮下。针刺阳明1组（双侧头维、阳明1穴）时，皆朝向百会。选择电针连续波，留针20分钟后出针。

方义 岭南头皮针阳明区多气多血，气血充盛，针刺阳明区可益气补血，使心血得充，心神得养，心有所主，故针刺阳明1组可起到宁神醒脑之效。岭南腹针及太阳夹督围刺针上焦区主治心胸疾病，通过针刺上焦区穴位可宽胸解郁，宁心安神；中焦区属脾胃之区，脾胃乃后天之本，气血生化之源，通过针刺可促进气血生成，起到补益心脾、养血安神之效；针刺上焦区、下焦区可交通心肾。任脉为阴脉之海，督脉总督阳经，且任脉与之相通，主司机体阴阳平衡，任督二脉相配，可调节人体阴阳，人体阴阳调和，则心有所养，神有所藏。

【病案举隅】

林某，女，42岁，2018年3月5日以"失眠1年"为主诉就诊。患者1年前开始出现失眠，难以入睡，多梦易醒，每晚只能睡3～4小时，伴神疲乏力，心悸健忘，头晕，曾多方求医，予中西医药等治疗，未见改善，现需安眠药辅助入睡，今为求针灸治疗，遂来我院门诊求诊。

现症见：患者神清，精神疲倦，夜间难以入睡，多梦易醒，每晚只能睡3～4小时，时有心悸头晕，面色少华，舌淡苔薄，脉细无力。查体：神志清楚，精神疲倦，发育正常，形体偏瘦，面色少华，自动体位。双肺呼吸音清，未闻及干、湿啰音；心律齐，心音有力，各瓣膜听诊区未闻及病理性杂音；腹平软，全腹无压痛、反跳痛，肝脾肋下未及，听诊肠鸣音4～5次/分；双下肢无浮肿。运动神经系统检查未见异常。

中医诊断：不寐，心脾两虚证。

西医诊断：失眠。

治当以调整阴阳，宁心安神为则。初诊针刺选择仰卧位，以岭南飞针疗法三术为法。根据心脾两虚的证型特点，选取岭南飞针疗法之阳明1组，岭南腹针中焦区、下焦区，太阳夹督围刺针中焦区、下焦区为治疗主穴，选取足三里、神门、三阴交、大陵、劳宫、中脘、申脉、照海等为治疗配穴。头部及腹部穴位连接电针连续波，留针20分钟后出针。嘱其每天治疗1次，12次为1个疗程。

2018年3月17日，治疗1个疗程。患者精神好转，诉入睡仍困难，需口服安眠药，但夜间醒来次数减少，每晚可睡5小时，做梦减少，时有头晕心悸。继续原来治疗方案。

2018年3月29日，治疗2个疗程。患者精神可，面色红润，诉入睡较前容易，既往上床后需3小时才能入睡，经治疗后只需2小时即能入睡，有时不必口服安眠药，夜间醒来1～2次，很快能再次入睡，每晚可睡5～6小时，梦少，无头晕心悸。患者失眠多梦明显改善，治疗方案改为隔天针灸1次。

2018年4月15日，患者精神抖擞，心情愉悦，诉已停服安眠药，上床半小时即可入睡，每晚可睡6～7小时，其余诸症也有明显好转。

按语：本案患者中年女性，平素思虑过度，内伤心脾，营血亏虚，不能上奉于心，而致心神不安，故见失眠。失眠患者除医学上的干预外，还应注意精神调摄，避免过多焦虑、紧张、抑郁等不良情绪刺激，保持愉悦心情；同时做到生活规律，加强锻炼，参加适当的文艺活动或体力活动；营造良好的睡眠环境。《类证治裁》中提到："阳气自动而之静，则寐；阴气自静而之动，则寤；不寐者，病在阳不交阴也。"故针灸治疗上，采用岭南飞针疗法，补虚泻实，贯通任督，调和阴阳，气血同调，使心有所养，神有所藏，从而达到治疗的目的。

第十六节 中风

中风是以卒然昏仆，不省人事，伴半身不遂，口眼㖞斜，语言不利为主症的病证；病轻者可无昏仆，而仅见口眼㖞斜及半身不遂等症状。《黄帝内经》中并无中风的病名，但有关中风的论述比较详细。在病名方面，卒中昏迷期间称为仆击、大厥、薄厥；半身不遂者则有偏枯、偏风、身偏不用、风痱等病名。在病因方面，认识到感受外邪，烦劳暴怒可以诱发本病。清代王清任指出中风半身不遂、偏身麻木是由于"气虚血瘀"所致，创立补阳还五汤治疗偏瘫，至今仍为临床常用。根据中风的临床表现，西医学中的急性脑血管疾病与之相类似，包括缺血性中风和出血性中风，如短暂性脑缺血发作、局限性脑梗死、原发性脑出血和蛛网膜下腔出血等。

【病因病机】

中风的常见病因为内伤积损，劳欲过度，饮食不节，情志所伤等内因，以及外感风邪。中风病位在脑，与心、肝、肾密切相关。基本病机为阴阳失调，气血逆乱，上犯于脑。若肝风夹痰，横窜经络，血脉瘀阻，气血不能濡养机体，则见中经络之证，表现为半身不遂，口眼㖞斜，不伴神志障碍；若风阳痰火蒙蔽神窍，气血逆乱，上冲于脑则见中脏腑重证，络损血溢，瘀阻脑络，而致卒然昏倒，不省人事。病理性质属于本虚标实之证，肝肾阴虚，气血衰少为致病之本，风、火、痰、气、瘀为发病之标。

【辨证】

1. 中经络

半身不遂，口角㖞斜，言语謇涩，无意识障碍。

兼见肌肤不仁，手足麻木，舌苔薄白，脉浮数者，为风痰入络证。

兼见头晕头痛，耳鸣目眩，舌质红苔黄，脉弦者，为风阳上扰证。

兼见头晕耳鸣，手脚拘挛或蠕动，舌质红苔腻，脉弦细数者，为阴虚风动证。

兼见肢体偏枯不用，肢软无力，面色萎黄，舌质淡紫或有瘀斑，苔薄白，脉细涩或细弱者，为气虚络瘀证。

2. 中脏腑

半身不遂，神志恍惚、昏睡或嗜睡，甚至昏迷。

兼见牙关紧闭，口噤不开，两手握固，大小便闭，肢体强痉，苔黄腻，脉洪大而数者，为闭证。

兼见目合口张，手撒肢冷，汗多，大小便自遗，肢体软瘫，舌痿，脉细弱或脉微欲绝者，为脱证。

【治疗】

1. 中经络

治法 疏通经络，醒脑开窍。

主穴 以岭南头皮针厥阴2组，岭南腹针中焦区，太阳夹督围刺针中焦区、下焦区为主。

配穴 风痰入络者，加丰隆、合谷、阴陵泉；风阳上扰者，加太冲、太溪；阴虚风动者，加太溪、涌泉；气虚络瘀者，加足三里、血海；上肢不遂者，加曲池、合谷；下肢不遂者，加环跳、委中；口眼㖞斜者，加地仓、颊车。

操作 采用岭南飞针疗法"注射式"手法，"一拍、二推、三旋转"即腕背屈后，突然手腕掌屈，沿皮快速推入，顺势旋转，迅速将针刺入；岭南腹针采用岭南飞针疗法"飞行旋转式"手法，"一旋、二翻、三点头"即刺手迅速翻腕，如飞鸟展翅一般将针迅速刺入皮下；太阳夹督围刺针采用岭南飞针疗法"指压式"手法，"一压、二提、三旋转"，以浅刺为主，迅速将针刺入皮下。针刺厥阴2组（厥阴2穴及其左右旁开1.5寸的两穴，共3针），进针时针尖朝前。选择电针连续波，留针20分钟后出针。

方义 头为诸阳之会，手、足三阳经皆与头部联系，三阴经通过经别合于相表里的三阳经，间接关联头部，头部直接或间接调节诸经络生理功能。岭南飞针疗法通过针刺头部厥阴2组可起到祛风通窍，宁神醒脑的功效；足太阳膀胱经为全身循行最长且穴位最多的经脉，脉气充盛，督脉总督阳经，且任脉与之相通，主司机体阴阳平衡，督脉入络脑，因此针刺太阳夹督围刺针中焦区、下焦区可醒脑开窍，疏通经络。

2. 中脏腑

治法　醒脑开窍，启闭固脱。

主穴　以岭南头皮针太阳2组，岭南腹针下焦区，太阳夹督围刺针中焦区、下焦区为主。

配穴　闭证者，加内关、人中、十二井穴、太冲；脱证者，加内关、人中、关元、神阙；尿失禁、癃闭者，加秩边、中极、水道。

操作　采用岭南飞针疗法"注射式"手法，"一拍、二推、三旋转"即腕背屈后，突然手腕掌屈，沿皮快速推入，顺势旋转，迅速将针刺入；岭南腹针采用岭南飞针疗法"飞行旋转式"手法，"一旋、二翻、三点头"即刺手迅速翻腕，如飞鸟展翅一般将针迅速刺入皮下；太阳夹督围刺针采用岭南飞针疗法"指压式"手法，"一压、二提、三旋转"，以浅刺为主，迅速将针刺入皮下。针刺太阳2组（太阳2穴及其左右风池穴，共3针），进针时针尖朝下。选择电针连续波，留针20分钟后出针。

方义　中风病位在脑，头为元神之府，岭南飞针疗法通过针刺头部太阳2组可起到平肝熄风、通关利窍的作用；针刺岭南腹针下焦区可起到回阳救逆之功；督脉入络脑，太阳夹督围刺针中焦区、下焦区可醒脑开窍、促进患者早日恢复神志。

【病案举隅】

刘某，男，68岁，2017年11月1日以"右侧肢体乏力1年"为主诉就诊。患者1年前无明显诱因下出现右侧肢体乏力，可在床上平移，不可对抗阻力，不能言语，无头晕头痛，无恶心呕吐，无意识丧失，无口角㖞斜，家人送至当地医院就诊，血压为170/96mmHg，急查头颅CT示"左侧基底节区脑梗死"，予改善循环、营养脑细胞、降压、抗血小板聚集、调脂稳斑等对症治疗，病情好转出院，间断于当地社区医院行针灸治疗，现仍遗留右侧肢体乏力，遂就诊。

现症见：患者神清，精神一般，右侧肢体乏力，活动不利，右上肢可抬举过胸，右手手指不可屈伸，右下肢可抬举30°，不能站立行走，腰部酸软乏力，无头晕头痛，言语清晰，无饮水呛咳，无吞咽困难，无口角㖞斜，纳一般，眠差，大便干结，2～3天1次，小便调。

查体：神清，精神一般，记忆力、计算力、认知力、定向力正常；双侧额纹对称，瞳孔等大等圆、形状规则，直径约3.0mm，对光反射灵敏，视力正常，视野无偏盲，眼球活动灵活。双侧侧鼻唇沟对称，口角无明显㖞斜，伸舌基本居中，咽反射正常；双肺呼吸音清，未闻及干、湿啰音；心律齐，心音有力，各瓣膜听诊区未闻及病理性杂音；腹平软，全腹无压痛、反跳痛，肝脾肋下未触及，听诊肠鸣音4～5次/分；双下肢无水肿。右侧肢体肌力3+级，肌张力正常，左侧肢体肌力、肌张力正常，双侧巴氏征阴性。舌淡暗，苔薄白，脉细弱。

中医诊断：中风—中经络；气虚络瘀证。

西医诊断：脑梗死后遗症期。

治当以醒脑开窍、疏通经络为则。初诊针刺选择仰卧位，以岭南飞针疗法三术为法。根据气虚络瘀的证型特点，选取岭南头皮针厥阴2组，岭南腹针中焦区，太阳夹督围刺针中焦区、下焦区为治疗主穴。根据气虚络瘀的证型特点，选取血海、足三里、关元、气海为治疗配穴。右侧肢体穴位连接电针连续波，留针20分钟后出针。嘱其每天治疗1次，12次为1个疗程。

2017年11月12日，治疗1个疗程，患者右侧肢体乏力较前改善，右上肢可抬举至肩，右手手指可稍屈伸，抓握乏力，右下肢可抬举60°，可在搀扶下站立30分钟，不能行走，腰部较前有力，纳眠好转，大便调。继续原来治疗方案。

2017年11月24日，治疗2个疗程，患者右侧肢体乏力明显改善，右上肢可抬举过头，右手手指可屈伸，精细动作稍差，可独立站立1小时，在搀扶下缓慢行走30分钟，但步态欠稳，腰部有力。患者肢体乏力明显改善，治疗方案改为隔天针灸1次。

2017年12月15日，患者右侧肢体乏力基本缓解，动作灵活，右手手指功能恢复，能拿碗持筷夹菜，可独立站立行走，步态稳健，生活可自理。

按语：《灵枢·刺节真邪》曰："虚邪偏客于身半，其入深，内居营卫，荣卫稍衰，则真气去，邪气独留，发为偏枯。"中风属于本虚标实之证，本为肝肾亏虚，气血不足，标为风火相煽，痰浊壅塞，瘀血内阻。中风病位在脑，《灵枢·海论》曰："脑为髓之海"，《素问·脉要精微论篇》言："头者，精明之府。"针刺头部穴位，通过刺激人体头皮下（帽状腱膜下层）组织中的特定刺激点（区、带、腧穴），可以起到醒脑开窍的作用。任脉为阴经之海，督脉为阳经之海。任督二脉是人体气血运转的主干道，针刺任督二脉，可使人体气血津液得到流动运转，以达到交通、平调阴阳气血的作用，使人体达到最佳阴阳平衡，从而保持人体系统的稳定性。采用岭南飞针疗法，可以疏通经络，通调全身气血阴阳，使肢体得以濡养，对中风后遗症较好的疗效。

附录

一、岭南腹针

秦敏教授受薄智云腹针的启发，对薄氏腹针进行改良，结合靳三针疗法，自创了以针刺腹部穴区为主的岭南腹针。秦敏教授根据"从阴引阳"的原理，认为"阴脉之海"的任脉循行于腹部，腹属阴，督脉循行于背部，背属阳，通过针刺腹部穴位，刺激"阴脉之海"可以激发阳气生长，并且腹部浅层神经、淋巴管、血管丰富，浅刺可激发脏腑经气活动，向前激发阴脉，向后连通阳脉，从而达到从阴引阳的整体疗效。再者，腹部为上、中、下三焦的交接之处，三焦的生理功能是运行元气、水谷和水液，针刺腹部穴位亦能起到强身保健，防病祛病的效果。岭南腹针以任脉为基础，以任脉旁开0.5寸为两条旁线，把腹部分为上、中、下三区。

（1）上焦区：剑突下至脐上2.5寸。

腹部正中线上每隔1寸取一穴，左右旁开0.5寸各取一穴，三针为一组，若上焦病变则在腹中线上每隔0.5寸再加一组。

（2）中焦区：脐上2.5寸至脐下2.5寸。

腹部正中线上每隔1寸取一穴，左右旁开0.5寸各取一穴，三针为一组，若中焦病变则在腹中线上每隔0.5寸再加一组。

（3）下焦区：脐下2.5寸至耻骨联合处。

腹部正中线上每隔1寸取一穴，左右旁开0.5寸各取一穴，三针为一组，若中焦病变则在腹中线上每隔0.5寸再加一组。

二、太阳夹督围刺针

秦敏教授以"督脉总督一身之阳气"为理论根据，以中医整体观、针灸学理论、现代医学解剖学为基础，自创了以针刺背部穴区为主的太阳夹督围刺针。认为督脉为人体阳脉之总纲，总督一身之阳气，为"阳脉之海"，督脉行于脊背的正中，上行至风府，入于脑，与脑和脊髓有着密切的关系。针刺督脉可以振奋阳气，疏通经络，健脑补髓，醒脑开窍。另外督脉与任脉相通，一阳一阴，相互协调，通调督脉之经气对于调节十二经脉和五脏六腑之气血有着重要的作用。足太阳膀胱经属膀胱，络肾，与心、脑有联系，亦主一身之表，在抵御外邪、调整体内气血运行方面作用突出，具有调督脉、理脏腑的作用。《灵枢·经脉》曰："督脉之别，……挟膂……下当肩胛左右，别走太阳，入贯膂。"又曰："膀胱足太阳之脉……挟脊抵腰中，入循膂……下挟脊。"督脉通过督脉之别与足太阳膀胱经相联系，通过经络经筋之联系与其他经脉之气相通，主治经气所过之疾病。太阳夹督围刺针选取围绕足太阳膀胱经与督脉上的穴位，采用多针、斜刺、一针透三穴的方式，具有两个特点：一是多针，每一穴区或部位的针刺数，均超过3根，多则数十根，意在增强刺激量；二是围刺，即以病变部位（或穴区）为中心，进行一层或多层包围性针刺。太阳夹督围刺针以督脉为基础，督脉旁开3～5寸为两条旁线，把背部分为上、中、下三区。

（1）上焦区：后发际至第七胸椎。

后正中线上每隔3寸取一穴，左右旁开3～5寸各取一穴，三针为一组，若上焦病，变则在后正中线每隔1寸再加一组。

（2）中焦区：第七胸椎至第十二胸椎。

后正中线上每隔3寸取一穴，左右旁开3～5寸各取一穴，三针为一组。若中焦病变，则在后正中线上每隔1寸再加一组。

（3）下焦区：第一腰椎至骶尾部。

后正中线上每隔3寸取一穴，左右旁开3～5寸各取一穴，三针为一组。若下焦病变，则在后正中线上每隔1寸再加一组。

参考文献

［1］田代华. 灵枢经[M]. 北京：人民卫生出版社，2005.

［2］田代华. 黄帝内经素问[M]. 北京：人民卫生出版社，2005.

［3］沈雪勇. 经络腧穴学[M]. 北京：中国中医药出版社，2008.

［4］刘树伟，李瑞锡. 局部解剖学［M］. 8版. 北京：人民卫生出版社，2013.

［5］贾建平，陈生第. 神经病学［M］. 7版. 北京：人民卫生出版社，2013.

［6］严振国，杨茂有. 正常人体解剖学［M］. 北京：中国中医药出版社，2010.

［7］严振国. 针灸推拿临床与解剖[M]. 上海：第二军医大学出版社，2012.

［8］张全明，荣莉. 微针疗法[M]. 北京：中国医药科技出版社，2012.

［9］王朝阳，睢明河，王铮. 头针运动疗法[M]. 北京：科学技术文献出版社，2006.

［10］冯春祥. 实用头针临床手册[M]. 北京：中国医药科技出版社，1999.

［11］陆寿康，孔尧其. 实用头针大全[M]. 上海：上海科学技术出版社，1993.

［12］王富春，于仙枚，邓瑜. 头针疗法[M]. 北京：人民卫生出版社，2003.

［13］明顺培，邝幸华，梁楚京. 司徒铃教授针灸经验总结[J]. 广州中医药大学学报，2006，23(5)：369-374.

［14］许云祥. 张家维教授飞针疗法经验述要[J]. 中国针灸，2001，21(1)：685-686.

［15］ 彭旭明. 张家维教授针灸经验举隅[J]. 中国针灸，2006增刊.

［16］ 艾宙. 陈全新教授针灸学术思想浅析[J]. 上海针灸杂志，2011，30(1)：8-10.

［17］ 户枚琳，王建平，吴华等. 陈全新教授针灸辨证施治初探[J]. 新中医，2012，44(9)：147-149.

［18］ 王芳，庄礼兴，李莹. 岭南针灸发展史概述[J]. 河南中医，2017，37(11)：140-143.

［19］ 贾新燕. 略述岭南针灸发展史[J]. 上海针灸杂志，2015，34(1)：88-89.

［20］ 毕文卿，庄礼兴. 岭南针灸医家及其学术贡献研究述略[J]. 中国针灸，2014，34(6)：611-614.

［21］ 张登本. 中医学基础[M]. 北京：中国中医药出版社，2003.

［22］ 曾科学，李敏，文希等. 秦敏针灸整体疗法体系初探[J]. 辽宁中医杂志，2013，40(07)：1321-1322.

参考文献